AF627069

Thomas Hohensee

Dein Wunschgewicht beginnt im Kopf

Thomas Hohensee

Dein Wunschgewicht beginnt im Kopf

Ändere dein Denken und du wirst schlank

nymphenburger

Alle Angaben in diesem Buch erfolgen nach bestem Wissen und Gewissen. Sorgfalt bei der Umsetzung ist indes dennoch geboten. Der Verlag und der Autor übernehmen keinerlei Haftung für Personen-, Sach- oder Vermögensschäden, die aus der Anwendung der vorgestellten Materialien und Methoden entstehen können.

MIX
Papier aus verantwortungsvollen Quellen
FSC www.fsc.org FSC® C084279

2. Auflage 2019
© 2012 nymphenburger in der
F. A. Herbig Verlagsbuchhandlung GmbH, Stuttgart
Alle Rechte vorbehalten.
Umschlaggestaltung: Lisa Zech, STUDIO LZ, Stuttgart
Umschlagmotiv: shutterstock/mixform design
Satz: Grafikdesign Storch/Ulrike Vohla, Rosenheim
Gesamtherstellung: Print Consult München
ISBN 978-3-485-02953-7

www. nymphenburger-verlag.de

Das Werk ist in allen seinen Teilen urheberrechtlich geschützt. Jede Verwertung ist ohne Zustimmung des Verlages unzulässig. Das gilt insbesondere für Vervielfältigungen, Übersetzungen, Mikroverfilmungen und die Einspeicherung in und Verarbeitung durch elektronische Systeme.

Die Deutsche Nationalbibliothek verzeichnet diese Publikation in der Deutschen Nationalbibliografie; detaillierte bibliografische Daten sind im Internet über http://dnb.d-nb.de abrufbar.

Inhalt

Tipp für eilige LeserInnen

Wenn Sie den Inhalt dieses Buchs möglichst schnell aufnehmen möchten, lesen Sie nur die farblich hervorgehobenen Texte.

Vorwort zur Neuausgabe

Diese Neuausgabe bringt das Buch auf den neuesten Stand. Der neue Titel wird dem Inhalt noch besser gerecht. Nur wenige Aktualisierungen waren notwendig. Einige Passagen habe ich stilistisch überarbeitet, vor allem was die Kurzfassung angeht, die aus den hervorgehobenen Sätzen besteht.

Sonst musste ich nichts ändern.

Die Thesen dieses Buchs sind immer noch gültig. Sie werden es bleiben, solange es Menschen gibt und die Naturgesetze gelten.

1. Jede erfolgreiche Gewichtsabnahme beruht auf einer Reduzierung der Kalorien.

Einfacher ausgedrückt: Wer weniger isst, nimmt ab. Wer mehr isst, nimmt zu.
Die Vielfalt der angebotenen Diäten und sonstigen Methoden täuscht über diese einfache Tatsache hinweg. Man kann darüber diskutieren, was, wann, wie und wie viel jemand essen sollte, um abzunehmen. Aber im Prinzip sind dies persönliche Vorlieben. Daraus erklärt sich, warum Betroffene und Experten ihren Weg favorisieren. Der eine isst viel Eiweiß, der andere weniger. Manche schließen Kohlenhydrate weitgehend aus, andere halten daran fest. Für die Gewichtsabnahme ist es gleichgültig, solange die Zahl der Kalorien sinkt.
Dasselbe gilt für ein Fitnesstraining, das oft begleitend zur Gewichtsabnahme empfohlen wird. Bewegung verbraucht Kalorien. Allerdings weniger als die meisten glauben. Menschen können kilometerweit gehen, ohne abzunehmen. Unsere Vorfahren

waren von morgens bis abends unterwegs. Sie haben wenig gesessen. Man muss schon ziemlich anstrengende Übungen machen wie schweres Hanteltraining, um viele Kalorien zu verbrennen. Die wenigstens sind dazu bereit. Deshalb empfehle ich ein gemäßigtes Bewegungsprogramm, eines, das Sie gerne absolvieren, aber keine schweißtreibenden Workouts. Gehen Sie jeden Tag ein wenig spazieren. Ihr Kreislauf wird es Ihnen danken. Wenn Sie Lust auf mehr bekommen, geben Sie dem nach. Sonst nicht.

Da jeder erfolgreiche Weg zum Wunschgewicht über eine Kalorienreduzierung führt, kommt es darauf an, dass Sie herausfinden, wie Sie das am leichtesten schaffen.

Falls Sie gerne Gemüse- und Obstpürees trinken, können Sie sich beispielsweise dem Trend folgen, sich Smoothies zuzubereiten. Wenn nicht, lassen Sie es lieber. Das trifft auf jede neue Methode zu, von denen jährlich mehrere auf den Markt geworfen werden. Die wenigsten sind wirklich neu. Oft bekommen Sie nur einen neuen Namen. So gibt es auch Smoothies schon, seit Menschen in der Lage sind, Obst und Gemüse zu pürieren.

Ein interessanter, neuer Trend ist das Intervallfasten. Auch dieses ist jedoch nicht wirklich neu. Seit Menschen Essenspausen machen, ist das Intervallfasten verbreitet, also seit ewigen Zeiten. Interessant ist die Methode trotzdem, weil es vielen relativ leicht fällt, über Nacht 10, 12 oder auch 16 Stunden nichts zu essen. Das klappt natürlich nur, wenn man in der übrigen Zeit das »Versäumte« nicht nachholt.

2. Jede erfolgreiche Kalorienreduzierung setzt ein Umdenken voraus.

Auch an dieser Tatsache wird sich in den nächsten Hundert Jahren und weit darüber hinaus nichts ändern.

Und damit kommen wir zum Schwachpunkt der meisten Abnehm-Methoden. Sie drehen sich ausschließlich ums Essen und übersehen das Wichtigste:

Dein Wunschgewicht beginnt im Kopf.

Hier setzt das vorliegende Buch an. Sie finden auch in der Neuausgabe keine Kochrezepte. Müslis, Snacks und Suppen suchen Sie auf diesen Seiten vergeblich.
Ohne ein Umdenken scheitert jede Diät wie auch jede andere Änderung des Essverhaltens. Diäten sind von vornherein zeitlich begrenzt. Anschließend essen die meisten Menschen so wie vorher und nehmen dementsprechend wieder zu. Mit der Diät haben sie keine Ernährungsweise gefunden, die sie ein Leben lang beibehalten können.
Dieses Vorgehen ist vergleichbar mit einem zeitlich begrenzten Training im Fitnessstudio. Natürlich werden die TeilnehmerInnen ausdauernder, kräftiger und beweglicher. Aber sobald sie aufhören, verschwinden die Muskeln wieder.

Die überragende Bedeutung des Denkens für das menschliche Leben ist den meisten Menschen nicht bewusst. Sie betrachten sich als Spielball ihrer Umgebung.

Die bösen Mitmenschen nerven, das schlechte Wetter verdirbt die gute Laune und die Umstände verhindern, dass man glücklich wird. Was das Essen angeht, so sind es angeblich die leckeren Torten, die fiesen Kartoffelchips und die gemeinen Burger mit Pommes, die einen hinterrücks dick machen.
Doch in Wirklichkeit sind es die Gedanken, die entscheiden, wie man fühlt, handelt - und isst. Für die Gedanken ist jeder selbst verantwortlich. Noch ein Stück Torte? Sagen Sie: »Nein, danke, ich möchte lieber abnehmen« und Sie sind auf dem richtigen Weg. Das Einzige, was Sie davon abhalten kann, Ihr Wunschgewicht zu erreichen, ist ein Gedanke.

3. Wer eine schlankere Figur will, muss umdenken.

2016 hat die angesehene, medizinische Fachzeitschrift »The Lancet« eine wichtige, weltweite Langzeitstudie vorgestellt, in der untersucht wurde, wie sich Übergewicht auf die Gesundheit und die Lebenserwartung auswirkt. Die Folgen zu vielen Essens waren bis zu diesem Zeitpunkt heftig umstritten.
Verkürzt es das Leben, wenn man zu viele Pfunde auf den Rippen hat? Oder verlängert es dieses sogar? Muss man damit rechnen, infolge seines Übergewichts zu erkranken? Oder ist es für die Gesundheit im Gegenteil förderlich, ein paar Kilo mehr auf die Waage zu bringen?
Diese Fragen sind nun, jedenfalls teilweise, geklärt. Hier die wichtigsten Ergebnisse der genannten Studie:

Ab einem BMI von 30 nimmt die Lebenserwartung um ein Jahr ab. Drei Jahre weniger sind es ab einem BMI von 35 und zehn ab einem BMI von 40. Nur jeder Zweite mit einem BMI ab 40 wird älter als 70 Jahre.

Übergewichtige Männer sterben eher als übergewichtige Frauen.
Mit dem Übergewicht steigt das Risiko schwerer Erkrankungen. Betroffen sind vor allem der Kreislauf, die Atemwege und die Verdauungsorgane. Krankheiten wie Krebs und Diabetes treten gehäuft auf.

Es kommt selten vor, dass eine Studie so viele Menschen über einen so langen Zeitraum erfasst. In diesem Fall waren fast 4 Millionen Menschen aus 4 Kontinenten 45 Jahre lang beteiligt. Raucher und Menschen mit chronischen Krankheiten waren nicht dabei, um andere Todesursachen soweit wie möglich auszuschließen.

Natürlich ist auch diese Studie im Einzelfall kein Orakel. Wie gesund eine Person ist und wie lange sie lebt, hängt von einer Vielzahl von Faktoren ab. So wird immerhin die Hälfte derjenigen, die einen Body-Mass-Index von 40 oder höher haben, älter als 70. Umgekehrt sind nicht alle Schlanken gesund und langlebig.

Aus meiner Sicht geht es aber weniger darum, wie alt man wird. Wichtiger ist, wie man alt wird. Die meisten Übergewichtigen werden einräumen, dass sie mit zunehmender Leibesfülle Probleme bekommen, die sie sonst nicht hätten. Wer 10 Kilo an überflüssigem Gewicht mit sich herumschleppt, spürt dies im Alltag deutlich. Diese Erfahrung kann sich jeder verschaffen, der einmal eine Tasche mit 10 Pfund in jede Hand nimmt und eine Weile herumträgt. Es ist anstrengend und schränkt die Beweglichkeit ein.

Daher hoffe ich, dass immer mehr Menschen begreifen, dass es möglich ist, auch ohne Diäten ein Körpergewicht zu erreichen, mit dem sie sich uneingeschränkt wohlfühlen. Essen gehört zu den herrlichsten Nebensachen der Welt.

Es wäre wünschenswert, dass die Bedeutung des menschlichen Geistes in vollem Umfang erkannt wird. Vom Denken hängt so viel ab: die Gefühle, das Verhalten, das Zusammenleben, die Gesundheit und auch das Körpergewicht.

Zahlreiche LeserInnen haben sich zur vorherigen Ausgabe sehr positiv geäußert und gesagt, dass dieses Buch Ihnen geholfen hat, endlich natürlich schlank zu sein.

Auch meinen Coaching-KlientInnen gelingt es regelmäßig, ihr Wunschgewicht zu erreichen.

Ich wünsche Ihnen, dass Sie schon bald mithilfe dieser Neuausgabe die gleiche Erfahrung machen.

Ihr Wunschgewicht beginnt im Kopf

Jeder, der abnehmen will, wird mit Forderungen überschüttet:

Folge der X-Diät. Iss das, was wir dir sagen. Richte dich nach der Uhr. Bestimmte Lebensmittel darfst du nur noch zu den von uns festgesetzten Tageszeiten essen. Trink jede Stunde ein Glas Wasser.
Sie kennen den ganzen Drill, dem Sie sich unterwerfen sollen: Beweg dich mehr, mindestens dreißig Minuten am Tag, und zwar kräftig. Sonst nützt es nichts. Bevor du etwas isst, zähl die Kalorien oder schau in die Tabelle, die wir dir geben. Lern kochen. Wie willst du sonst die vorgeschriebenen Mahlzeiten zubereiten? So geht es endlos weiter: Bestimme deinen Ernährungstyp. Iss mehr Gemüse und Obst. Du darfst nie wieder Süßes naschen. Verwende nur noch bestimmte Pflanzenöle. Lass am besten gleich alle Fette weg.

Kein Wunder, dass die meisten sich überfordert fühlen und bald wieder aufgeben!

Neue Rezepte lernen, Sport treiben, die ganze Ernährung umstellen: Man müsste Superfrau oder -mann sein, um das alles zu schaffen; denn das übrige Leben muss weitergehen: Geld verdienen, für die Kinder sorgen, den Haushalt machen, Freunde treffen. Vielleicht möchte man ab und zu auch noch mal ins Kino gehen, fernsehen oder einfach auf dem Sofa liegen.

Dieses Buch ist anders. Es handelt nicht von Kochrezepten. Ich habe auch nicht vor, Sie mit komplizierten, nahezu unerfüllbaren Forderungen zu quälen.

Schlankwerden ist keine Wissenschaft, sondern im Prinzip ganz einfach. Es gibt keinen Grund, auf Spaß zu verzichten. Essen sollte schmecken, Bewegung wohltuend sein und Kochen Freude bereiten. Wer sich zu all dem zwingt, ist von vornherein zum Scheitern verurteilt oder wird ein missmutiger, freudloser Mensch. Schlank, aber unglücklich. Das muss nicht sein.
Ich möchte Sie dabei unterstützen, Ihr Wunschgewicht ohne den üblichen Stress zu erreichen. Deshalb fangen wir nicht beim Bauch, sondern beim Kopf an. Dort beginnt das Abnehmen.

In diesem Buch geht es um Ihr Denken, Ihre Einstellungen und Überzeugungen in Bezug aufs Essen.

Was hält Sie davon ab, dauerhaft schlank zu werden? Wie können Sie Ihre Gedanken, Gefühle und Ihr Essverhalten so in Einklang bringen, dass Sie Ihr Wunschgewicht mühelos erreichen?
Ihr Kopf kann beides: verhindern, dass Sie abnehmen, oder es möglich machen, dass Sie Ihr Wunschgewicht mit Leichtigkeit erreichen. Wenn Sie Ihr Denken aufs Schlankwerden ausrichten, ist es erstaunlich einfach, genussvoll zu essen und trotzdem die überflüssigen Pfunde loszuwerden.
Wenn es beim Essen ausschließlich um Kalorien ginge, könnte ich kein Buch zu diesem Thema schreiben. Ich bin weder Diätexperte noch Ernährungsberater, sondern Coach. Meine Aufgabe ist es, andere dabei zu unterstützen, ihre Wünsche zu verwirklichen. Die Menschen, die zu mir kommen, leiden mehr oder weniger unter Stress. Sie sind aus irgendeinem Grund so unzufrieden, dass sie meine Hilfe suchen. Meist haben sie schon seit Jahren versucht, eine Lösung zu finden – leider vergeblich. Deshalb sind sie ratlos. Manche ihrer Probleme habe ich selbst einmal gehabt, andere zum Glück nicht. Darauf kommt es nicht an; denn die Struktur der Probleme sowie der Lösungen ist immer dieselbe. Was meinen KlientInnen am Anfang fehlt, ist lediglich das Wissen, wie Veränderungen funktionieren. Als Coach bin ich Experte für Veränderungsprozesse. Das eigene Wunschgewicht zu erreichen, ist ein solcher Prozess.

Wer schlanker werden will, muss sich innerlich umstellen. Eines ist sicher – und ich wiederhole es gerne –: Abnehmen beginnt im Kopf. Ihr Wille, Ihr Wunschgewicht zu erreichen, Ihr Glaube, dies zu können, und das notwendige Know-how entscheiden über den Erfolg. Ohne Ihren Willen, Ihr Können und Wissen kann keine Macht der Welt Sie schlank machen.
Ihr Bewusstsein umfasst alle drei dieser Komponenten (wollen, wissen, können). Deshalb gilt: Ändere dein Bewusstsein – und du wirst schlank.

Ich möchte Ihnen einen Überblick über die Themen und Fragen der kommenden Kapitel geben:

1

Kapitel 1: Das Versprechen

Hier erfahren Sie, was Sie von diesem Buch erwarten dürfen, für wen es besonders geeignet ist und für wen eher nicht.

2

Kapitel 2: Paradigmenwechsel

Sind nur die bösen, dickmachenden Kalorien für das Übergewicht verantwortlich? Wenn man die ganzen Diätbücher liest, könnte man dies meinen. Aber stimmt das? Welche Rolle spielt das Bewusstsein beim Körpergewicht?

Wir haben längst genügend Informationen über die Ernährung und die Gründe des zu vielen Essens. Nur ändert sich nichts. Woran liegt das?

Jeden Tag entschließen sich Menschen, abzunehmen und halten ihr Wunschgewicht für immer. Wie machen die das bloß?

3

Kapitel 3: Die Vision

Im dritten Kapitel geht es um Ihre Motivation, Ihre persönliche Zieldefinition und Ihr Selbstbild.

In Ihnen steckt ein fröhlicher Schlanker, der darauf wartet, sich zu zeigen. Sie haben die Fähigkeit, sich am Essen zu erfreuen und trotzdem schlank zu sein.

Kapitel 4: Ein neues Bewusstsein

Wie funktioniert der menschliche Geist? Wie erfüllen sich Wünsche? Wie setzt man sein Bewusstsein am wirkungsvollsten ein, damit auch der Wunsch von einer schlanken Taille Wirklichkeit wird? Nach der Lektüre von Kapitel 4 wissen Sie es.

Kapitel 5: Zwanzig transformierende Einsichten

Es gibt zahlreiche Argumente, mit denen man es immer wieder schafft, mehr zu essen, als einem gut tut:

- »Ich tu mir mal was Gutes.« Variante: »Ich hatte so einen schweren Tag. Jetzt tu ich mir mal was Gutes« .
- »Essen macht mir Spaß. Ohne Essen würde mir das Leben nicht mehr so viel Freude machen.«
- »Ich glaube, dass psychische Probleme die Ursache für mein Übergewicht sind. Deshalb müsste ich diese erst klären, bevor ich abnehmen könnte.« Variante: »Ich müsste weniger Stress haben, meine Familie müsste netter zu mir sein, mein Beruf befriedigender, meine Umstande angenehmer, bevor ich anfangen könnte, anders zu essen.«
- »Ich bin nicht der Typ, der schlank sein kann.«
- »Ich habe keine Selbstdisziplin.«
- Und so weiter und so weiter.

Wie geht man mit solchen Gedanken um, die jede Bemühung, abzunehmen, im Keim ersticken?

Zwanzig transformierende Einsichten geben die Antwort.

Kapitel 6: Die Macht der Gefühle

Sehr viele Menschen glauben, ihren Gefühlen ausgeliefert zu sein. Speziell Übergewichtige meinen, dem Essen nicht widerstehen zu können, wenn der Heißhunger sie packt. Emotionales Essen ist einer der Gründe, warum Menschen heutzutage so übergewichtig sind. Wie Sie Ihre Gefühle kontrollieren (statt umgekehrt), steht in Kapitel 6.

Kapitel 7: Achtsamkeit

Sie ist der Schlüssel zum Wunschgewicht. Was versteht man darunter? Wie setzt man Achtsamkeit ein, um abzunehmen?

Kapitel 8: Der Moment der Freiheit

Manche fragen sich: Gibt es überhaupt einen freien Willen? Ist das Körpergewicht nicht genetisch, schicksalhaft vorbestimmt? Ist der Geist womöglich willig, doch das Fleisch unabänderlich schwach? Lernen Sie den Moment der Freiheit kennen.

Kapitel 9: Der Anfang

Wann ist der beste Zeitpunkt, die neuen Einsichten in die Tat umzusetzen? Was kann man praktisch tun, um schlank zu werden und für immer zu bleiben?

Lesen Sie Kapitel 9, um es zu erfahren.

Kapitel 10: Die tägliche Wunschgewichts-Meditation

Damit Sie die Veränderung Ihres Bewusstseins, die sich durch die Lektüre dieses Buchs angebahnt hat, vertiefen und beibehalten, ist es wichtig, sie jeden Tag meditativ zu stärken.

Kapitel 11: Über das Wunschgewicht hinaus

Der menschliche Geist kann weit mehr, als einen schlanken Körper zu schaffen.

Daher schließt das Buch mit einem Ausblick auf die fantastischen Möglichkeiten, die sich uns bieten, wenn wir uns unsere Fähigkeiten immer bewusster machen.

Ich begleite Sie als Coach nun durch Ihren Veränderungsprozess – und wünsche Ihnen von Herzen gutes Gelingen.

Ihr
Thomas Hohensee

1

Das Versprechen

Dieses Buch enthält ein Versprechen:

Ändere dein Denken und du wirst schlank.

Ihr Geist gestaltet Ihre Realität. Alles, was Sie geworden sind, erworben haben und jemals getan haben, begann mit einer Idee. Kein Haus entsteht ohne einen Plan. Keine Leistung ist möglich ohne den Willen dazu. Ebenso formt Ihr Bewusstsein Ihren Körper. Die Lebensmittel, die Sie essen, sind lediglich die Mittel dazu. Das Dhammapada, eines der bekanntesten Bücher der buddhistischen Literatur, fängt an mit den Worten: »Vom Geiste gehen die Dinge aus, sind geistgeboren, geistgeführt.« Alle weisen Menschen der Vergangenheit, Gegenwart und Zukunft wissen um die Kraft der Gedanken. Erkennen Sie Ihren Geist und seine Funktionsweise und Sie sind mühelos in der Lage, abzunehmen und Ihr Gewicht zu halten.

Das menschliche Bewusstsein beinhaltet ein unendliches Spektrum an Möglichkeiten. Jeder ist Schöpfer seiner eigenen Welt. Damit ist eine große Verantwortung verbunden, mit der man lernen muss, umzugehen. Trotzdem braucht man keine Angst vor Fehlern zu haben. Auf einer höheren Verständnisebene gibt es keine Fehler, sondern nur Erfahrungen.

Wenn Sie bisher übergewichtig waren, können Sie eine neue Wahl treffen und schlanker werden. Möglicherweise war Ihnen überhaupt nicht bewusst, wie Sie es geschafft haben, so dick zu werden. Vielleicht wehren Sie sich sogar innerlich gegen die Erkenntnis, Sie selbst hätten Ihr Übergewicht verursacht. Das ist in Ordnung. Vieles, was wir tun, machen wir nicht absichtlich. Es ist uns in vielen Fällen einfach nicht bewusst, welche Folgen unsere Gedanken und Handlungen haben.

Wir können die Zusammenhänge mit der Zeit jedoch immer besser begreifen.

Das Bewusstsein umfasst einerseits all unsere bisherigen Erfahrungen und Sinneseindrücke und andererseits unsere Fähigkeit zur Wahrnehmung und Lenkung der Aufmerksamkeit. Man kann es als einen weiten Raum verstehen, in dem unsere Wahrnehmungen, Gedanken, Gefühle und Handlungen der Vergangenheit, Gegenwart und der imaginierten Zukunft Platz haben. Wir können bestimmen, worauf wir unsere Aufmerksamkeit richten wollen.

Das Bewusstsein ändern heißt, eine Wahl zu treffen, was Sie denken und tun möchten und welche Ziele Sie in Zukunft anstreben.

Unabhängig davon, was Sie in der Vergangenheit über Ihr Körpergewicht gedacht oder nicht gedacht haben, wann und wie viel Sie gegessen, mit welchen Gedanken Sie Ihren Appetit gefördert oder gezügelt haben: Sie können jederzeit neu entscheiden! Beobachten Sie, was Sie sich sagen, was Sie tun, (insbesondere beim essen), und welche Auswirkungen es auf Ihr Gewicht hat. Im Grunde genommen weist dieses Buch nur auf eines hin, was Ihnen als Mensch mitgegeben wurde: Sie gestalten Ihr Leben und damit auch Ihre Figur selbst. Was Ihnen nicht gefällt, können Sie ändern. Sie sind in der Lage, sich Ziele zu setzen und diese Schritt für Schritt anzustreben. Ihre Probleme sind lösbar.

»Dein Wunschgewicht beginnt im Kopf« ist für alle geschrieben, die

- zu dick, füllig, mollig, rund, stämmig, untersetzt, pummelig oder zu gut gepolstert sind (wie immer Sie es nennen wollen),
- sich entschlossen haben, abzunehmen, oder zumindest in Erwägung ziehen, es mal zu versuchen.

Sie werden von der Lektüre ebenfalls profitieren, wenn Sie

- ein paar überflüssige Pfunde loswerden möchten,
- seit längerer Zeit darum kämpfen müssen, Ihr Gewicht zu halten,
- keine Lust mehr auf das dauernde Jo-Jo von Abnehmen und Zunehmen haben oder
- einfach stressfrei essen möchten.

Sogar wenn Sie zunehmen möchten, kann Ihnen dieses Buch weiterhelfen. Sie müssen es in diesem Fall nur an Ihre Bedürfnisse anpassen.

Gleichermaßen ist es interessant für diejenigen, die

- mehr über Selbstveränderung erfahren wollen,
- wissen möchten, wie man alte Gewohnheiten loslässt und neue entwickelt oder
- neugierig sind, wie das menschliche Bewusstsein seine eigene Realität erschafft.

Falls Sie ErnährungsberaterIn, ÄrztIn, JournalistIn, KöchIn sind oder aus anderen Gründen beruflich mit den Themen »Essen« und »Wunschgewicht« zu tun haben, wünsche ich Ihnen wie allen anderen eine angenehme, anregende Lektüre.

Wenn Sie mit Ihrem Gewicht völlig zufrieden sind, sollten Sie lieber einen Roman lesen oder sich ins Gras legen und den weißen Wolken nachschauen.

2

Paradigmenwechsel

Was ist neu an ›Dein Wunschgewicht beginnt im Kopf‹?

In diesem Buch geht es nicht um Diäten, Hormone oder Nahrungsergänzungsmittel. Keine Chirurgie, keine Quälerei. Kein Schema F, kein Zwang, keine Missachtung der Gefühle oder des Geistes.

Sie können essen, was Ihnen schmeckt. Sie entspannen sich, fühlen sich wohl und sind zufrieden. Es macht Ihnen Spaß, abzunehmen. Sie nutzen Ihren Geist, wählen Ihren eigenen Weg und bestimmen Ihr Tempo selbst.

Die Ideen dieses Buchs sind nicht auf drei, vier oder acht Wochen zugeschnitten. Sie entwickeln individuelle Ernährungsgewohnheiten, die Sie gerne ein Leben lang beibehalten wollen.

»Dein Wunschgewicht beginnt im Kopf« macht Ihnen keine Vorschriften, was Sie essen sollen. Stattdessen steht der menschliche Geist im Vordergrund. Er entscheidet, was jemand denkt, glaubt, fühlt und tut. Deshalb kommt es darauf an, bewusster zu werden. Das Äußere folgt dem Inneren. Das Bewusstsein erschafft den Körper.

Bei neunundneunzig Prozent der Diätbücher stehen der Körper und das Essen im Mittelpunkt, bei mir das menschliche Bewusstsein mit seiner Fähigkeit, den Körper nahezu nach Belieben zu formen. Diätbücher haben fast immer einen umfangreichen Teil mit Kochrezepten. Dieses Buch enthält kein einziges Kochrezept.

Im Prinzip wissen Sie längst, wie Sie eigentlich essen müssten, um abzunehmen. Nur tun Sie es nicht. Warum nicht? Das ist die spannende Frage.

›Dein Wunschgewicht beginnt im Kopf‹ ist kein Therapiebuch. Es werden keine Traumata erforscht, keine Neurosen geheilt und keine Eltern-Kind-Konflikte geklärt. Das Buch nimmt keine Gegenposition dazu ein, sondern lässt die Frage offen, ob seelische Probleme zum Übergewicht beitragen. Auch Schlanke haben Stress, leiden möglicherweise unter einer unglücklichen Kindheit oder haben Traumata erlitten. Weil das so ist, können diese Ereignisse nicht die eigentlichen Ursachen der zu vielen Pfunde sein. Der menschliche Geist hat die Möglichkeit, sich über diese Probleme zu erheben, und sich die gewünschte Wirklichkeit zu schaffen – wenn man denn weiß, wie.

Inzwischen gibt es auch das eine oder andere Coachingbuch zum Thema Abnehmen. Bei näherem Hinsehen haben diese jedoch mit Coaching wenig zu tun. Es sind vielmehr Bücher über Hypnose, Körpertraining oder dergleichen. Der Leser erhält in jedem Fall strikte Anweisungen, wie er sich zu verhalten habe. Coaching, wie ich es verstehe, hat eher mit Fragen als mit Antworten zu tun.

›Dein Wunschgewicht beginnt im Kopf‹ enthält Elemente des Coachings in diesem Sinne, ist aber kein Coachingbuch. Es werden bestimmte Techniken vorgestellt, die helfen, bewusster zu werden. Fragen sind ein Mittel dazu. Aber das Buch erklärt vor allem, wie der menschliche Geist funktioniert, immer bezogen auf das Ziel, das Wunschgewicht zu erreichen.

Eine Fülle an Informationen

In der reichen westlichen Welt mangelt es weder an Essen noch an Informationen darüber, wie man sich gesund ernährt. Wir sind Experten in der Bestimmung des richtigen Körpergewichts geworden. Wir wissen genau, wie sich die einzelnen Lebensmittel zusammensetzen. Wir kennen die Zutatenlisten. Auch der richtige Zeitpunkt des Essens ist uns nicht mehr fremd. Anorexie, Bulimie, genetische Disposition, Hormone, Hirnforschung, Körpertypen, glykämischer Index: Wir wissen Bescheid.

ErnährungswissenschaftlerInnen, ÄrztInnen, prominente und unbekannte Übergewichtige haben sich in Zeitschriften, Büchern und Talkshows ausführlich geäußert.
Eine Diät jagt die nächste. Das Sauerkraut löst die Ananas ab. Dann ist es wieder irgendein anderes Wundermittel, das angeblich schlank macht. Mal sind die Nudeln schuld am Übergewicht, mal die Kartoffeln.

Wir sind mit Informationen über das Essen genauso überfüttert wie mit Nahrungsmitteln.

Wir wissen auch, warum Menschen zu viel essen. Sie tun es zum Beispiel, um ihre Gefühle zu manipulieren, um sich wohler zu fühlen. Essen macht Spaß. Man kann seine negativen Gedanken damit für eine Weile verdrängen. Ein voller Bauch denkt nicht gern, wie der Volksmund sagt. Man wird schläfrig, fühlt sich etwas ruhiger und sicherer. Es ist ein gutes Gefühl, satt zu sein. Es kann ein Mittel sein, um Ängste, Depressionen und Aggressionen zu dämpfen. Für kurze Zeit nimmt der Stress ab. Für die meisten ist das viele Essen einfach eine Gewohnheit geworden. Es ist schwer, Gewohnheiten zu ändern.
Übergewicht hat körperliche, seelische, gesellschaftliche, soziale, historische und kulturelle Ursachen.
Solche Einsichten ändern noch nichts.

Das Wissen über Nahrungsmittel hat uns nicht weitergebracht. Wir wissen mehr als genug über den Körper und seine Funktionsweise. Wir kennen die Ursachen des Übergewichts.

Doch die Tatsache, dass immer mehr Menschen immer dicker werden, ist geblieben.

Falls Sie es nicht wissen

Obwohl viele Faktoren zum Übergewicht beitragen, sind sich die meisten ExpertInnen darüber einig, dass zwei Gründe alle anderen überragen: zu viel Essen und zu wenig Bewegung. Genau genommen ist allein das Essen dafür verantwortlich, dass Menschen zu dick werden.

Nehmen wir an, jemand würde in einer Zelle nur mit Wasser und ein paar Scheiben trockenem Brot ernährt. Glauben Sie, derjenige würde zunehmen?

Man könnte sich sogar vorstellen, dass er Bier, Wein, fettes und süßes Essen bekäme, allerdings in ganz geringen Mengen. Sein Essen bekäme er spätabends, kurz vor dem Schlafengehen. Das Ergebnis bliebe dasselbe: Dieser Mensch würde jeden Tag schlanker.

Unabhängig von allen anderen Faktoren nehmen Menschen ab, wenn sie die Nahrungsmenge verringern.

Das ist keine neue Erkenntnis. Man muss sie an dieser Stelle nur erwähnen, weil so viele irreführende Informationen in Umlauf sind.

Keine Angst, dieses Beispiel ist nicht das Modell, wie Sie abnehmen werden. Ich will damit nur eines unmissverständlich klarmachen: Übergewicht liegt vor allem an der Menge des Essens. Man kann zu sich nehmen, was man will, solange es sich in Grenzen hält ist. Wo die Grenze liegt, sagt Ihnen Ihr Körper.

Bewegung ist nicht das beste Mittel, um das Wunschgewicht zu erreichen. Wir brauchen sie, um ausdauernd, kräftig und beweglich zu bleiben. Unser Körper ist für Bewegung gemacht. Bewegung ist jedoch nicht so gut geeignet, um schlank zu werden. Auch viele Schlanke bewegen sich zu wenig. Das zeigt, dass Sport und Fitnesstraining für das Wunschgewicht nicht ausschlaggebend sind. Bewegen Sie sich trotzdem mehr, wenn

Sie wollen. Es ist gut für Ihre Gesundheit und Ihr Wohlbefinden. Doch erwarten Sie nicht, dass Sie dadurch schlank werden. Vollwertige Ernährung mit biologisch angebauten Lebensmitteln ist empfehlenswert, aber auch nicht der Schlüssel zum Wunschgewicht. Die meisten Schlanken ernähren sich weder vollwertig noch mit Essen aus biologischem Anbau.
Stress, genetische Disposition und die Erfahrungen in der Kindheit sind sicherlich Faktoren, die zum Übergewicht beitragen können. Aber denken Sie an unsere Person in der Zelle. Sie hat Stress. An ihren Genen und ihrer Kindheit ändert sich nichts. Trotzdem nimmt sie bei geringerer Kost ab.
Mehr müssen Sie über die Ursachen des Übergewichts eigentlich nicht wissen.

Warum hat sich bisher so wenig geändert?

Die meisten Menschen wissen genau, wie sie abnehmen und ihr Gewicht halten könnten. Viele haben es bereits einmal oder mehrfach geschafft, schlanker zu werden. Doch nach einiger Zeit waren sie genauso beleibt wie zuvor oder sogar noch dicker.

Warum ist es so schwer abzunehmen? Und noch schwerer, sein Wunschgewicht auf Dauer zu halten? Warum gibt es so viele Diätbücher und warum werden die Menschen trotzdem immer dicker? Könnte es sein, dass die meisten beim Versuch, abzunehmen, etwas Wesentliches übersehen?
Wir brauchen einen Paradigmenwechsel.

Das alte Modell zur Erklärung von Übergewicht lautet: Bestimmte Nahrungsmittel würden angeblich dick machen. Es komme darauf an, wann man esse. Die genetische Veranlagung, das Überangebot an Lebensmitteln und der zunehmende Stress im

Alltag seien für das Übergewicht verantwortlich. Der menschliche Körper sei aufgrund seiner Funktionsweise schuld daran, dass er zu viel Fett einlagere.

Diese Erklärungsmuster helfen nicht weiter. Sie treffen nicht den Kern.

Was machen die Schlanken anders?

Trotz der zunehmenden Zahl an Übergewichtigen schaffen es immer noch sehr viele Menschen, eine gute Figur zu behalten. Jeden Tag kommen weitere dazu, die sich dem Wunschgewicht nähern, es schließlich erreichen und für immer schlank bleiben. Wie machen die das bloß?

Einige behaupten, dass diejenigen, die auf ihre Figur achten, sich alle Genüsse des Essens versagen würden. Das stimmt nicht.

Schlanke können genießen und nicht jeder Dicke hat Freude am Essen. Im Gegenteil: Sehr viele Übergewichtige haben ein schlechtes Gewissen beim Essen. Liegt das daran, dass die öffentliche Meinung sie diskriminiert? Ich glaube nicht. Wir hätten ein noch größeres Problem, wenn das Leitbild darin bestünde, übergewichtig zu sein. Jeder hat ein natürliches Empfinden für sein Idealgewicht. Das immanente Bewusstsein für den richtigen Umfang signalisiert einem unaufhörlich, wenn etwas nicht stimmt. Jede Abweichung, die ein gewisses Maß überschreitet, wird registriert.

Es sind nicht nur die anderen, die Ihnen einreden, dass Sie übergewichtig sind. Auch Ihre innere Stimme meldet Bedenken an. Denn es ist nicht normal, beim Treppensteigen zu keuchen. Es ist nicht normal, dass Knie und Füße schmerzen. Aber was sollen sie tun, wenn sie ständig eine übergroße Last tragen müssen? All diese Symptome zeigen unmissverständlich, dass etwas mit Ihrem Gewicht nicht stimmt.

Das schlechte Gewissen beim übermäßigen Essen ist im Grunde genommen ein gutes Zeichen. Es zeigt, dass Ihre Wahrnehmungen intakt sind.
Schlanksein, Genuss und Lebenslust sind miteinander vereinbar. Vielleicht gehören sie sogar zusammen. Jedenfalls ist es keine gute Idee, aus Frust zu essen. Oder um sich zu trösten. Oder sich zu entschädigen für ein Leben, das zu wenig andere Gelegenheiten zum Freuen bietet.

Wir brauchen ein neues Modell für das Wunschgewicht. Eines, das besagt: Abnehmen beginnt im Kopf. Erst ändert sich das Denken, dann das Essverhalten und am Schluss das Körpergewicht.

Wer eine Diät macht, wird normalerweise bald wieder zunehmen; denn er ändert nur sein Gewicht, nicht aber seine Einstellung. Es ist wünschenswert, sich vernünftig zu ernähren. Für das Körpergewicht kommt es jedoch allein darauf an, wie viel man isst. Der menschliche Geist kann eine genetische Disposition zum Übergewicht überspielen. Stress führt nicht zwangsläufig zu vermehrtem Essen. Das Bewusstsein entscheidet, wie es auf Belastungen reagieren will.
Es ist wunderbar, dass man aus so vielen Lebensmitteln auswählen kann. Jeder kann essen, was ihm schmeckt. Nicht Nudeln, Kartoffeln oder Ähnliches machen dick, sondern die falschen Essgewohnheiten. Diese sind ganz überwiegend vom Denken abhängig. Wer rechtzeitig stoppt, darf alles essen und genießen. Der Körper ist ein gehorsamer Diener. Der menschliche Geist formt ihn. Jeder kann lernen, sein Bewusstsein so zu ändern, dass er sein Wunschgewicht erreicht und dauerhaft hält – und

dabei glücklich und zufrieden ist. Mit der richtigen Einstellung und Freude am Abnehmen funktioniert jede sinnvolle Diät. Nicht die Diät macht schlank, sondern das geänderte Bewusstsein. Die Diät ist nur das Mittel, das der Geist benutzt, um das gewünschte Gewicht zu erzielen.

Schlanke Menschen kennen kein Geheimnis. Sie haben nur herausgefunden, wie sie die Lust am Essen und das Schlanksein miteinander verbinden können. Ihr Denken unterstützt eine Ernährungsweise, die sie schlank hält. Deshalb müssen sie sich nicht quälen. Es fällt ihnen leicht, ihr Essverhalten ein Leben lang beizubehalten.
Kommen wir noch einmal auf denjenigen zurück, der in einer Zelle gezwungen wird, eine magere Kost zu essen. Was an dem Beispiel stört, ist der Zwang und der Stress. Deshalb ist es kein empfehlenswertes Modell.
Manche begeben sich zu Fasten- und Abmagerungskuren in Sanatorien. Sie setzen sich also gewissermaßen freiwillig dem Zwang aus, den jemand in einer Zelle bei Wasser und trockenem Brot erleidet. Da sich aber in der Regel an ihrem Bewusstsein nichts geändert hat, kehren sie nach dem Ende der Kur wieder zu ihren alten Essgewohnheiten und damit auch ihrem bisherigen Gewicht zurück. Häufig haben sie sogar das Gefühl, sich für die langen Entbehrungen mit besonders üppigen Speisen entschädigen zu müssen.

Zwang ist ein trauriger Ersatz für ein Denken, das eine schlanke Figur entstehen lässt. Viele Menschen können sich ein Abnehmen ohne Zwang und Stress überhaupt nicht mehr vorstellen.

Ich hoffe, dass dieses Buch Sie davon überzeugen wird, dass es möglich ist, das Wunschgewicht ohne Stress und Zwang zu erreichen.
Mehr noch: dass es mit einem geänderten Bewusstsein sogar Spaß macht, schlank zu werden und dass

das Essen erst richtig schmeckt, wenn es nicht auf Kosten der Figur geht.

Wenn Sie sich auf den hier vorgeschlagenen Veränderungsprozess einlassen, werden Sie erfahren, wie Sie Ihr Denken und Essverhalten umstellen können. So erreichen Sie Ihr Wunschgewicht und behalten es ein Leben lang bei. Sie müssen sich dabei weder anstrengen noch leiden. Im Gegenteil: Anstrengung und Stress sind deutliche Signale, dass Sie auf dem falschen Weg sind – beim Essen und vielleicht auch in Ihrem übrigen Leben.

3

Die Vision

Ihr Selbstbild

Können Sie sich vorstellen, leicht und entspannt abzunehmen und auf Dauer ohne große Anstrengung schlank zu bleiben?
Für viele ist es bereits eine schwierige Herausforderung, sich auch nur ein Bild davon zu machen, mit Ihrem Wunschgewicht zu leben. In der Regel gilt jedoch: Was man nicht einmal in Gedanken tun kann, kann man in der Realität nicht umsetzen.
Alles, was in der Welt Wirklichkeit werden soll, beginnt mit einer Idee.
Manche machen sich ohne Ziel und Plan an die Arbeit. Dabei besteht die Gefahr, dass dieses Tun in blinden Aktionismus ausartet. Am Ende steht dann oft nur eine große Enttäuschung, weil alle Anstrengungen nichts gebracht haben.
Deshalb ist es einer der wichtigsten Schritte, dass Sie eine Vision davon bekommen, wie es aussieht und sich anfühlt, wenn Sie erfolgreich abgenommen und Ihr Wunschgewicht erreicht haben. Fangen Sie gleich damit an. Nehmen Sie sich dafür eine Auszeit und geben Sie nicht auf, bis Sie Ihre Vision klar und deutlich vor sich sehen. Je klarer Ihre Ausrichtung ist, desto leichter wird es Ihnen fallen, Ihren Weg dorthin zu finden und an Wegkreuzungen die richtige Entscheidung zu treffen – hin zu Ihrem Wunschgewicht.

Stellen Sie sich vor, dass es Ihnen mit Leichtigkeit gelingt, schlank zu werden.
Sie schaffen es mühelos, Ihr neues Gewicht zu halten.
Wie sehen Sie aus mit Ihrer neuen Figur: im Gesicht, am Oberkörper, am Bauch, an den Hüften, an den Armen und Beinen?
Wie kleiden Sie sich?
Was können Sie mit einer schlanken Taille leichter und entspannter tun?
Wie fühlt es sich an, schlank zu sein?
Woran merken Sie, dass Sie leichter geworden sind?

Was fällt Ihnen als Erstes positiv auf? Was noch? Wie wirkt sich Ihre schlankere Figur auf Ihr Selbstbewusstsein aus? Was ist es für ein Gefühl, sich einen Ihrer größten Wünsche erfüllt zu haben?

Schwelgen Sie in Ihren kühnsten Träumen. Schieben Sie alle Zweifel und Ängste beiseite. Sie brauchen im Moment noch nicht zu wissen, wie Sie an Ihr Ziel gelangen. Die Hindernisse auf dem Weg sind unwichtig. Sie finden für alles eine Lösung.

Sich Ihren Traum vor Augen zu führen, wird Teil Ihrer täglichen Wunschgewichts-Meditation werden (siehe Kapitel 10). Die meisten waren in ihrem Leben zeitweise schlank. Viele haben es vorübergehend geschafft, abzunehmen. Erinnern Sie sich an die schönen Phasen, die Sie dabei hatten. Lassen Sie das Wohlgefühl in Gedanken zurückkehren, das Sie kannten, als Ihr Wunschgewicht Realität war.

Falls Sie solche Zeiten nicht hatten, Sie sich nicht erinnern können oder wenig Gutes damit verbinden, macht das nichts. Sie können es trotzdem schaffen.

Entwickeln Sie von sich das Bild eines fröhlichen, schlanken Menschen. Ihr verändertes Bewusstsein sorgt dafür, dass Sie sich am Essen erfreuen und Ihr Wunschgewicht halten.

Vergessen Sie das Gerede vom Griesgram, der nicht genießen kann, um schlank zu sein. Das ist nicht Ihr Schicksal. Sie können beides haben: leckeres Essen und eine schlanke Taille.

Ihr Ziel

Wunschgewicht: Was heißt das für Sie persönlich? Wie schlank möchten Sie sein?

Sie brauchen Anhaltspunkte, um Ihre Erfolge zu messen. Das kann ein bestimmtes Körpergewicht sein, das Sie auf der Waage ablesen. Eine konkrete Kleidergröße. Oder dass Sie Ihren Gürtel enger schnallen können.

Vielleicht möchten Sie mehrere Ziele bestimmen: eines, das Ihr Ideal darstellt, ein anderes, das darunter bleibt und ein weiteres, das Sie mindestens erreichen wollen. Das heißt, Sie schaffen Gold, Silber oder Bronze. Ein Sieger bzw. eine Siegerin sind Sie dann in jedem Fall.
Stufenziele haben den Vorteil, dass Sie nicht alles auf ein Mal erreichen müssen. Wenn Sie alles am Idealbild messen und darunter bleiben, kommen Sie sich womöglich als VersagerIn vor. Das wäre schade. Erreichen Sie dagegen Ihr Minimalziel, dann können Sie schauen, ob Sie auch noch Silber und Gold holen.
Bestimmen Sie auf jeden Fall Ihren Ausgangspunkt, das Gewicht, das Sie jetzt haben. Sie sehen so in den kommenden Monaten auf der einen Seite, was Sie im Vergleich zu heute bereits erreicht haben, und auf der anderen Seite, wo Sie noch hinwollen.
Jeder kleine Fortschritt zählt. Er gibt Ihnen zusätzlichen Mut, an Ihr großes Ziel zu glauben.

Ihr Wunsch, schlank zu sein

Sind Sie bereit für eine Veränderung?
Wie stark ist Ihr Wunsch, abzunehmen und für immer schlank zu bleiben?

Ihre Motivation können Sie auf einer Skala von null bis hundert messen. Null bedeutet, dass Sie nicht das geringste Interesse an einer schlanken Taille haben. Hundert heißt, dass Sie bereit sind, alles dafür zu tun, was notwendig ist. Bei fünfzig sind Sie unentschieden. Ein Wert unter fünfzig besagt, dass Ihnen Ihr Gewicht eher egal ist, über fünfzig, dass Sie in Erwägung ziehen, es auszuprobieren.
Stellen Sie alle Zweifel und Ängste zurück. Hier geht es nicht darum, ob Sie es schaffen können. Auf Ihren Wunsch kommt es an. Das schließt die Bereitschaft ein, alles Erforderliche zu tun, um abzunehmen. Fast jeder wünscht sich etwas, ohne bereit zu sein, sich dafür hundertprozentig einzusetzen. Solche Wünsche sind reine Luftschlösser. Deshalb:

Wie stark ist Ihre Bereitschaft, sich voll und ganz für Ihr Ziel einzusetzen?
Sind Sie entschlossen, alles für Ihr Wunschgewicht zu tun, und zwar so lange, bis Sie es geschafft haben, egal wie lange es dauert?

Sie sollten die Frage, wie stark Ihr Interesse ist, ohne zu zögern mit hundert (Prozent) beantworten. Falls Sie das im Moment nicht können, fragen Sie sich: Was fehlt für die hundert Prozent? Warum ist es Ihnen nicht möglich, ohne Wenn und Aber zu sagen, dass Sie unbedingt abnehmen wollen?

Überlegen Sie, welche Vorteile es hätte, eine schlankere Taille zu haben.

Halten Sie sich Ihr neues Selbstbild vor Augen: Sie mit Ihrem neuen Gewicht. Ohne große Anstrengungen erreichen Sie es. Es fällt Ihnen leicht, es aufrechtzuerhalten. Mit einem veränderten Bewusstsein ist es möglich.

Sie müssen Ihr Ziel sehen und fühlen können. Es muss attraktiv sein. Wenn es das noch nicht ist, machen Sie es reizvoller. Ändern Sie es so lange, bis Sie merken: Ja, genau das ist es! Das will ich unbedingt! Dafür setze ich mich hundertprozentig ein!

Sie erreichen Ihr Ziel auf positive und gesunde Weise zum richtigen Zeitpunkt. Sie werden einen Weg finden, der es Ihnen leicht macht, abzunehmen. Vergessen Sie alle negativen Vorstellungen, die Sie mit Abnehmen und Schlanksein verbinden.
Machen Sie sich klar, welche Nachteile es hat, übergewichtig zu sein. Was wird passieren, wenn Sie so weiteressen wie bisher? Mit welchen Folgen müssen Sie rechnen? Bedenken Sie, wie sehr andere Menschen unter ihrem Übergewicht leiden. Möchten Sie, dass es Ihnen genauso ergeht?

Ihr Verlangen nach dem Wunschgewicht muss größer sein als Ihr Bedürfnis, einfach so weiter zu essen wie bisher.

Übergewicht ist kein unabwendbares Schicksal. Es ist egal, wie jung oder alt Sie sind, ob Sie nur ein paar überflüssige Pfunde auf den Rippen haben oder adipös (fettleibig) sind, ob Sie schon immer zu viel gewogen haben oder erst seit Kurzem.
Alles hängt von einer Änderung Ihres Bewusstseins ab. Lassen Sie uns jetzt damit beginnen.

4

Ein neues Bewusstsein

Gebrauchsanleitung für den menschlichen Geist

Jeder von uns hat bei seiner Geburt ein wunderbares Geschenk erhalten. Manche nennen es Geist, andere Bewusstsein oder Verstand. Egal, wie man es bezeichnet: Dieses Geschenk erlaubt uns, im Rahmen des Menschenmöglichen alles zu sein, zu tun und zu haben, was wir uns vorstellen können.

Allerdings gibt es ein gravierendes Problem. Das Geschenk wurde ohne Gebrauchsanleitung geliefert. Schlimmer noch, es wurde uns nicht einmal gesagt, dass wir es überhaupt bekommen haben. Da wir es, anders als unseren Körper, nicht sehen können, scheint es so, als existiere es überhaupt nicht. Niemand kann es direkt nachweisen. Man erkennt es nur an seinen Wirkungen.

Was das bedeutet, lässt sich durch einen Vergleich mit komplizierten technischen Geräten erahnen. Einfache Maschinen wie eine Kaffeemaschine kann man meistens bedienen, ohne die Gebrauchsanleitung zu lesen. Die Funktionen sind überschaubar. Man erkennt ohne weiteres, wie man damit umgehen muss.

Anders bei einem Computer. Die Programme sind so komplex, dass die meisten AnwenderInnen nur einen geringen Teil der Möglichkeiten nutzen. Die Gebrauchsanleitungen umfassen mehrere hundert Seiten. Sie bleiben trotzdem unvollständig, weil viele Funktionen versteckt sind und auch versierten Nutzern erst mit der Zeit bekannt werden. Deshalb machen sich viele nur so weit mit ihrem Computer vertraut, dass sie in etwa zurechtkommen, egal wie umständlich sie dabei vorgehen. Sie nutzen nur einen Bruchteil des Potenzials, das der Computer birgt. Ab und zu kommt es zu Systemabstürzen, die vermeidbar wären. Die Festplatte wird immer voller, der Computer immer langsamer, weil überflüssig Gewordenes nie gelöscht wird. Daten gehen unbeabsichtigt verloren. Gelegentlich scheint der Computer sogar ein Eigenleben zu führen, weil er etwas tut, was man scheinbar nicht verursacht hat. In Wirklichkeit hat man Tasten betätigt, ohne es zu bemerken.

Übergewicht ist kein Körperproblem, sondern in erster Linie ein mentales Problem.

So ähnlich verhält es sich mit uns. Sowohl Hardware (Körper) als auch Software (Geist) bleiben uns oft ein Rätsel. Es passieren Dinge, die wir nicht verstehen. Plötzlich sind wir zwanzig Kilo schwerer und wissen nicht, warum. Oder bestimmte Funktionen fallen aus und wir glauben, es sei ohne unser Zutun geschehen.

Für Körper und Geist gilt: Use it or lose it. Benutz es oder verlier es. Schon die Inbetriebnahme des Körpers ist schwierig. Bevor wir zu Beginn unseres Lebens aufrecht gehen können, vergeht ungefähr ein Jahr. Wir müssen täglich trainieren, bevor wir stabil auf den Füßen stehen, ohne uns festhalten zu müssen. Ein ähnliches Training ist erforderlich, wenn Menschen nach Unfällen oder Schlaganfällen wieder lernen müssen, sich zu bewegen.

Indem wir heute überwiegend sitzen (zu Hause, am Arbeitsplatz, im Auto), benutzen wir unsere Körper wenig. Das Potenzial liegt brach. Bewegungen, die wir einmal beherrschten, gehen mangels Gebrauch nach dem Prinzip »use it or lose it« verloren. Viele Einschränkungen, die allein dem Alterungsprozess zugeschrieben werden, sind in Wirklichkeit auf Bewegungsmangel zurückzuführen.

Um die Benutzung des Geistes ist es ähnlich bestellt. Wir nutzen seine Möglichkeiten nur in geringem Maß. Obwohl der menschliche Verstand jedem Computer überlegen ist (wer hat denn wen erfunden?), neigen wir dazu, Computer für intelligent und Menschen für dumm zu halten. Am Anfang unseres Lebens wissen wir tatsächlich wenig. Kinder verhalten sich, nun ja, kindisch. Was nichts anderes heißt, als dass sie oft Unsinn reden und törichte Dinge tun. Aber mit der Zeit gibt sich das, weil sie jeden Tag dazulernen. Im Idealfall hört der Lernprozess nie auf.

Die Wirklichkeit sieht jedoch leider anders aus. Intensives Lernen beschränkt sich für die meisten auf die Phase ihrer Kindheit und Jugend. Danach machen sie sich nur noch sporadisch Neues zu Eigen. Wie man Beziehungen und Partnerschaften aufbaut und pflegt, Kinder erzieht, angemessen kommuniziert, Probleme und

Konflikte löst, mit seinen Gefühlen umgeht, seine Träume verwirklicht: Das alles bleibt mehr oder weniger dem Zufall überlassen. Viele halten es für reine Glückssache, ob es gelingt, harmonisch zusammenzuleben, beruflich erfolgreich und überhaupt glücklich zu sein. Das ist schade; denn mit Glück hat dies nur zu einem kleinen Teil zu tun.

Nur eine Minderheit lernt ab dem Alter von vierzig oder fünfzig Jahren noch neue Sachen wie beispielsweise andere Sprachen, ein Handwerk oder die bestmögliche Beherrschung von Körper, Gefühlen und Geist.

Ich erinnere mich an Fotos eines hundertjährigen indischen Yogis. Es ist unglaublich, wie kräftig, beweglich und ausdauernd Menschen in so hohem Alter noch sein können. Ausnahmen wie diese deuten auf unser brachliegendes Potenzial hin.

Damit Sie Ihr (Ess)Verhalten nach Ihren Wünschen ändern können und Ihr Wunschgewicht erreichen, beschreibe ich jetzt die beiden Grundfunktionen des menschlichen Geistes. Beim Computer würde man vom Betriebsprogramm sprechen. Alle anderen Programme werden dadurch gesteuert.

Welche »Gewichtszunahme-Programme« derzeit bei Ihnen »laufen« und durch welche Sie diese ersetzen können, erfahren Sie dann in den folgenden Kapiteln.

1. Wahrnehmen

Ihr Bewusstsein – genauer gesagt ein Teil davon – macht nichts anderes, als die Dinge einfach so wahrzunehmen, wie sie sind. Es sieht und hört. Es fühlt, schmeckt und riecht. Und es kann noch viel mehr. Es kann sich erinnern, und zwar an alles, was es in der Außen- und Innenwelt registriert hat: Bilder, Gespräche, Geräusche, Düfte, Gefühle, Geschmäcke, Fantasien und Gedanken.

Manche nennen diesen Teil den Beobachter oder Zeugen. Wer beobachtet, nimmt mit seinen Sinnen das Vorhandene auf, ohne etwas hinzuzufügen. Ein Zeuge berichtet über das Gesehene und Gehörte. Er bezeugt die Tatsachen, mehr nicht.

Der Vorteil des Beobachters besteht darin, dass er vollkommen emotionslos ist. Aus der Distanz bemerkt er die inneren und äußeren Vorgänge, ohne sich einzumischen. Es ist nicht seine Aufgabe, zu bewerten, zu loben oder zu verurteilen.
Einige haben den Beobachter in sich noch nicht entdeckt oder sie wissen gar nicht so genau, wie sie diesen Teil in ihrem Leben für sich nutzen können. Sie identifizieren sich so sehr mit ihren Wahrnehmungen, dass sie glauben, diese zu sein. Sie denken: »Meine Gefühle, meine Gedanken, mein Körper – das bin ich.« Dabei übersehen sie, dass sie ein Bewusstsein haben, das diese Dinge erkennen kann.
Nehmen wir an, drei Personen sehen geräucherten Schinken. Die erste denkt: »Lecker!«, bekommt Appetit und isst eine Scheibe. Die nächste ist Vegetarierin. Sie sagt: »Igitt!«, fühlt sich leicht unwohl und wendet sich ab. Die dritte ist gleichgültig gegenüber Schinken, empfindet daher nichts Besonderes und trinkt eine Tasse Kaffee.
Die Drei sehen dasselbe: ein Stück geräuchertes Schweinefleisch. »Lecker«, »eklig« oder »neutral« sind Bewertungen, die der Einzelne beliebig hinzufügt. Sie stellen keine Eigenschaften des Schinkens dar. Ein Stück Fleisch ist einfach eine Tatsache. Appetit, Ekel oder Gleichgültigkeit entstehen im Kopf des Betrachters. Mit jeder Meinung sind bestimmte Gefühle und Verhaltensweisen verbunden (lecker - Appetit - essen, eklig - Unwohlsein - abwenden, gleichgültig - gelassen - beliebiges Verhalten).
Den ersten beiden Personen dürfte es schwerfallen, zu erkennen, dass »lecker« oder »igitt« nur Gedanken sind. Sie haben vermutlich auch keine Distanz zu ihren Gefühlen (Lust bzw. Ekel) und zu ihrem Handeln (zugreifen, essen bzw. das Gesicht verziehen und schnell weggehen).
Ein Schinkenliebhaber, der nur wahrnimmt und sich mit seinen Ansichten, Emotionen und seinem Tun nicht voll identifiziert, stellt fest, dass »lecker« nur ein Gedanke und Appetit nur ein Gefühl ist. Es fällt ihm leicht, den Schinken stehenzulassen, wenn er die Position des inneren Beobachters einnimmt und gerade keinen Hunger verspürt.

Ebenso könnte ein Vegetarier, der Abstand zu seiner Bewertung und seinem Empfinden hat, den Anblick von Fleisch ohne weiteres ertragen.

Wer – wie die dritte Person – von vornherein auf eine positive oder negative Bewertung verzichtet, ist weder einer Versuchung noch einem Widerwillen ausgesetzt. In diesem Falle wird dem Anblick des Schinkens nichts hinzugefügt, sodass auch keine Distanzierung erforderlich ist. Es bleibt bei der Beobachtung und der Feststellung der reinen Tatsachen.

Der italienische Psychologe Roberto Assagioli (1888-1974) hat vielleicht am schönsten zum Ausdruck gebracht, dass wir mehr sind als Gedanken, Gefühle und so weiter. Er sagte:

»Ich habe einen Körper, aber ich bin nicht mein Körper. Ich habe Gefühle, aber ich bin nicht meine Gefühle. Ich habe einen Verstand, aber ich bin nicht mein Verstand. Ich bin Ich, ein Zentrum reinen Bewusstseins.«

Hinzufügen könnte man:

»Ich habe Verhaltensweisen, aber ich bin nicht dieses Verhalten.«

Warum konnte Assagioli das sagen? Er hat erkannt, dass er sich seines Körpers, seiner Gefühle, seiner Gedanken, seiner Taten und Sinneseindrücke nur bewusst sein kann, weil etwas darüber Hinausgehendes vorhanden ist. Nur weil es den inneren Beobachter gibt, ist es möglich, Zeuge all der äußeren und inneren Phänomene zu werden. Wir sind mehr als das, und dieses Mehr ist das Bewusstsein in Form des reinen Wahrnehmens.

Falls Sie das zum ersten Mal hören, klingt es in Ihren Ohren vermutlich sehr fremd, vielleicht sogar ein bisschen verrückt. Wenn Sie jedoch darüber nachdenken, werden Sie merken, dass es stimmt. Sie können jederzeit den Platz des Beobachters einnehmen und sich, andere und anderes wahrnehmen.

Der amerikanische Psychiater Maxie C. Maultsby hat für Menschen, die in der Vergangenheit im Übermaß Alkohol getrunken haben, eine Übung entwickelt, der Versuchung des Trinkens zu widerstehen.
Zunächst lernen sie rational, das heißt den Tatsachen entsprechend, zu denken. Sie machen sich klar, dass Alkohol ihnen nicht hilft, mit ihren Problemen fertig zu werden, sondern ihnen nur schadet. Sie brauchen ihn nicht. Im Gegenteil: Es geht ihnen besser, wenn sie darauf verzichten.
Nachdem sie das verstanden haben, stellt Maultsby vor ihnen eine Flasche Bier und eine Flasche Cola auf. Die Personen, die sich bis dahin beim Anblick von Alkohol nicht beherrschen konnten, sagen sich nun, dass der Alkohol keine Macht über sie hat. Dann greifen sie zur Cola und nehmen einen Schluck davon. Sie sagen sich weiter, dass der Alkohol ihr Leben fast ruiniert hat, und nehmen einen weiteren Schluck Cola.
So lernen auch Sie, neues Denken und Verhalten zu verbinden. Sie lassen den Alkohol stehen. Die Idee dabei ist, dass Sie auch im Alltag überall alkoholischen Getränken ausgesetzt sind, im Supermarkt, in Restaurants, bei Freunden. Auch wenn es sinnvoll ist, solche Konfrontationen zu vermeiden, besteht der sicherste Schutz im Denken und Verhalten.
Sie kennen vielleicht den Satz »Kunst entsteht im Kopf des Betrachters«. Er lässt sich auf dieses Beispiel beziehen. Sucht entsteht im Kopf. Der Alkohol macht niemanden süchtig. Sonst würde jeder, der etwas trinkt, abhängig werden. (Dass mit der Zeit eine körperliche Sucht entstehen kann, trifft zu. Sie ist aber im Vergleich zur psychischen Abhängigkeit geringfügig.)
Kommen wir auf Assagiolis Aussagen zurück. Das Beste an ihnen ist, dass sie nicht nur reine Theorie sind, sondern enorme praktische Bedeutung haben, wie Sie an den Beispielen sehen. Das Bewusstsein ist die Voraussetzung dafür, seinem Leben eine bestimmte Richtung zu geben. Ohne das Bewusstsein wäre es unmöglich, das Denken und Verhalten zu ändern. Allein die Funktion des Wahrnehmens versetzt uns in die Lage, innezuhalten, die Tatsachen zu erkennen und eine Wahl zu treffen.

Leider ist es tatsächlich so, dass wir oft im Zustand des Nichtbewusstseins handeln. Wir glauben in solchen Phasen: »Ich bin nun mal so, wie ich bin. Ich kann mich nicht ändern. Basta.« In Wirklichkeit haben wir immer die Wahl. Wir können so oder anders denken, uns so oder anders verhalten. Wir können sogar unsere Gefühle beherrschen – wenn wir uns dessen bewusst sind, dass wir ein Bewusstsein haben, das über Gedanken, Gefühle und Verhalten hinausgeht. Nicht schlecht, oder?

2. Lenken

Die andere Grundfunktion des menschlichen Geistes beinhaltet die Möglichkeiten, zu steuern, zu lenken, zu fokussieren, zu kreieren und zu gestalten.
Würden wir nur wahrnehmen, wären wir passive, willenlose Geschöpfe. Dem ist aber nicht so. Wir haben nicht nur einen Körper, Gedanken und Gefühle, Sinnesempfindungen und Verhalten, sondern auch ein Bewusstsein, das beobachten und Ziele anstreben kann. In den Worten von Roberto Assagioli:

»Ich erkenne, dass dieses Zentrum nicht nur in einer statischen Selbstbewusstheit besteht, sondern auch dynamische Kraft hat; es ist fähig, alle seelischen Prozesse und den physischen Körper zu beobachten, zu beherrschen, zu lenken und einzusetzen.
Ich bin ein Zentrum von Bewusstheit und Kraft.«

Hinter dieser etwas kryptischen Formulierung verbirgt sich eine Aussage von enormer Bedeutung.

Könnten wir die Welt nur beobachten, wären wir zwar bewusst, aber innerlich und äußerlich regungslos. Wir würden die Außenwelt sehen, hören, spüren, riechen und schmecken. Wir wären auch in der Lage, unsere Gedanken, Fantasien und Emotionen wahrzunehmen, könnten jedoch sonst nichts weiter tun. Das meint Assagioli mit »statischer Selbstbewusstheit« bzw. »Zentrum von Bewusstheit«.

Unsere Fähigkeiten gehen weit darüber hinaus; denn wir haben auch noch das, was Assagioli »dynamische Kraft« bzw. »Zentrum der Kraft« nennt. Das bedeutet, dass wir in die Welt eingreifen und sie gestalten können. Zunächst einmal unsere innere Welt. Wir haben die Möglichkeit, unsere Gedanken zu ändern und uns eine neue Meinung zu bilden.

Da wir so fühlen, wie wir denken, betreffen die Gestaltungsmöglichkeiten auch unsere Gefühle.

Vielen ist dieser Zusammenhang nicht deutlich. Deshalb möchte ich ihn an einem Beispiel verdeutlichen: Nehmen wir an, Sie hätten es eilig und stehen in einem Stau. Wenn Sie sich nun einreden, dies sei eine Katastrophe, Sie könnten es nicht ertragen und so etwas dürfe niemals vorkommen, regen Sie sich unnötig auf. Warum unnötig? Weil es an der Situation nichts ändert. Egal, ob Sie sich stressen oder nicht, Sie kommen keinen Millimeter voran.

Außerdem übertreiben Sie maßlos. Die Situation ist keine Katastrophe. (Überlegen Sie einmal, was echte Katastrophen sind!) Sie können es ertragen. Autostaus kommen vor. Pech!

Falls es Ihnen also gelingt, die Situation realistisch zu sehen, werden Sie eventuell noch leicht irritiert sein, aber keinesfalls schwer gestresst.

Ein weiteres Beispiel für den Zusammenhang zwischen dem Denken und Fühlen haben Sie bereits weiter oben kennengelernt. Wie jemand emotional auf ein Stück Schinken reagiert, hängt von seiner Einschätzung ab (lecker, widerlich, gleichgültig).

Als Drittes – neben den Gedanken und Gefühlen – können wir unsere Wahrnehmungen bestimmen. Mittels unserer Sinne sind wir fähig, die Außenwelt zu erkennen. Jedoch niemals in Gänze, sondern immer nur in Ausschnitten. Das heißt, wir bestimmen, worauf wir unsere Aufmerksamkeit lenken und was wir wahrnehmen wollen. Wir können uns beispielsweise von einem Anblick, der uns unangenehm ist, abwenden und uns etwas anderem zuwenden.

Schließlich haben wir noch die Möglichkeit, mittels unserer Handlungen die äußere Welt zu gestalten. Nicht vollkommen, aber in Teilen und Schritt für Schritt.

Meist schöpfen wir dieses Potenzial nur zu einem geringen Teil und auch nur mehr oder weniger unbewusst aus. Man kann jedoch anfangen, das Beobachten und Gestalten häufiger und gezielter einzusetzen. Dann ist man mehr als ein Spielball äußerer und innerer Mächte. Man wird zum geistig wachen, aktiven Gestalter seines Lebens.

Das Körpergewicht ist ein kleiner Teil davon. Die Aussage von Assagioli, dass wir die Fähigkeit besitzen, den physischen Körper zu beherrschen, ist hier besonders wichtig. Jeder kann kraft seines Bewusstseins nach Belieben zunehmen, abnehmen oder sein Gewicht halten.

Sie machen das übrigens jetzt schon, wenn auch größtenteils unbewusst. Sie halten Ihr Gewicht konstant, wenn auch, sagen wir, bei hundert Kilo. Oder Sie sorgen dafür, ständig zuzunehmen. Sogar die Geschwindigkeit der Gewichtszunahme steuern Sie. Manche nehmen peu à peu zu, andere recht schnell.

Wenn es in die eine Richtung möglich ist, geht es auch in die andere.

Wir sind – in den Worten von Roberto Assagioli – »ein Zentrum des Bewusstseins und des Willens«. Bei manchen liegen Bewusstsein und Wille leider brach. Das heißt aber nicht, dass beides nicht vorhanden wäre. Es wird nur kein Gebrauch davon gemacht, jedenfalls nicht, was das Essen und Trinken angeht.

Durch die folgenden beiden kleinen Experimente kann Ihnen auf einfachste Weise klar werden, dass Sie Bewusstsein und Willen besitzen:

1. Spüren Sie bitte einmal Ihre Füße, Ihre Beine, Ihre Hände und Ihre Arme. Wenn Sie diese jetzt wahrnehmen, sei es vielleicht auch nur unvollkommen, ist Ihr Bewusstsein intakt.

2. Stehen Sie bitte auf, gehen Sie ein paar Schritte und setzen Sie sich wieder hin. Wenn Sie jetzt aufgestanden, hin und her gegangen sind und sich dann wieder gesetzt haben – sogar wenn Sie meinen Anweisungen nicht gefolgt sind! – haben Sie Ihren Willen benutzt. Auch Ihr Wille ist also intakt.

Sie haben damit alle Voraussetzungen, um abzunehmen und Ihr Wunschgewicht dauerhaft zu halten!

Viele glauben, sie seien willensschwach. Doch das stimmt nicht. Jeder ist im Vollbesitz seines Willens. Wäre es anders, würden Sie in einer Pflegeeinrichtung leben und wären unfähig, dieses Buch zu lesen.
Was das Körpergewicht angeht, nutzt jeder seinen Willen, um zuzunehmen, abzunehmen oder sein Gewicht zu halten, egal auf welchem Level.
Die beiden Experimente haben Ihnen vor Augen geführt, dass allein Sie entscheiden, was Sie tun. Ich kann und will Sie nicht zwingen, das auszuführen, was ich sage. Sie machen, was Sie wollen. Das ist gut so. Ich finde es großartig, dass jeder diese Freiheit besitzt, und bedauere, dass viele sich dessen nicht bewusst sind.

Sie entscheiden, ob Sie abnehmen wollen oder nicht. Niemand kann Sie dazu zwingen oder davon abhalten. Es hängt allein von Ihrem Denken und Ihrem Willen ab. Wie finden Sie das?

Diese Erkenntnisse gehen weit über das Körpergewicht hinaus. Soweit die Funktionen unseres Geistes intakt sind, gestalten wir Minute für Minute unser Leben nach unserer Wahl. Nur möchten wir das nicht immer wahrhaben. Es scheint einfacher, anderen oder den Umständen die Schuld zu geben, wie sich unser Leben entwickelt. Aber nur auf den ersten Blick! In Wirklichkeit ist es viel nachteiliger, anderen die Macht zuzuschreiben, die wir eigentlich selbst innehaben.

Für eine große Personengruppe gilt das, was ich eben gesagt habe, allerdings nicht: Kinder! Nachdem wir geboren sind, dauert es einige Zeit, bis sich das Bewusstsein voll entwickelt. Ganz am Anfang unterscheiden wir nicht zwischen unserer Mutter und uns. Erwachsene scheinen eine Verlängerung unserer Selbst zu sein. Erst nach und nach lernen wir, zwischen uns und anderen zu differenzieren. Zu Beginn können wir unseren Körper nicht beherrschen. Wir liegen auf dem Rücken und können uns nicht mal allein umdrehen, geschweige denn gehen. Wir handeln weitgehend unbewusst, haben keine Begriffe von Raum und Zeit. Das alles entsteht erst mit der Zeit und ist unbedingt notwendig, um in dieser Welt zurechtzukommen.

Kinder sind schlecht in der Lage, ihre Gefühle zu verstehen und mit ihnen angemessen umzugehen. Sie bekommen Tobsuchtsanfälle, sind manchmal untröstlich traurig und geraten schon bei Kleinigkeiten in Panik.

Mangels eines Zeithorizonts können Kinder schlecht planen. Sie leben ganz im Hier und Jetzt. Das hat Vorteile, aber auch Nachteile. Ohne die für sie sorgenden Eltern wären sie verloren.

Es dauert nicht allzu lange, bis Kinder ihren Willen entdecken. Anfangs sind sie so begeistert davon, dass sie zu allem Nein sagen. Da sie vieles noch nicht verstehen, machen sie allerdings einen schlechten Gebrauch davon. Außerdem stellen sie fest, dass ihre Eltern sich jederzeit über ihren Willen hinwegsetzen können. Diese bestimmen, was und wann gegessen wird, sowie alles Übrige. Kinder sind weitgehend machtlos. Deshalb machen sie zu einem großen Teil zu Recht die Erwachsenen verantwortlich für das, was mit ihnen geschieht.

Vielleicht merken Sie schon, worauf ich hinaus will. Wir haben alle mehr oder weniger Schwierigkeiten damit, wirklich erwachsen zu werden. Obwohl wir es könnten, übernehmen wir oft nicht die volle Verantwortung für unser Leben.

Niemand kann mehr über uns bestimmen. Wir geben uns unsere Regeln selbst.

Wer entscheidet, was Sie glauben, wie oft Sie sich ärgern und ob Sie glücklich sind?
Wer ist dafür verantwortlich, welchen Beruf Sie ausüben, mit wem Sie befreundet oder verheiratet sind und ob Sie schlank oder übergewichtig sind?
Wer schreibt Ihnen vor, was Sie lernen, wann Sie morgens aufstehen und ob Sie fit sind?

Als mir klar wurde, dass ich all dies weitgehend selbst bestimme, habe ich einen Schreck bekommen. Ich schwankte zwischen Angst und Freude. Angst vor der unermesslichen Freiheit, aber auch vor der damit verbundenen Selbstverantwortung und Freude über die wunderbaren, zukünftigen Möglichkeiten. Es schien so überwältigend. Ich vermute, dass es Ihnen ähnlich gehen könnte. Vielleicht haben Sie sich in der Beschreibung, wie Kinder reagieren, in dem einen oder anderen Punkt wiedererkannt. Das ist normal. Die meisten Menschen sind an irgendeiner Stelle ihres Lebens noch nicht erwachsen geworden.
Eines ist sicher:

Es geht uns nur dann gut, wenn wir unser Bewusstsein voll entwickeln.

Erst dann hat die Ohnmacht ein Ende. Erst dann begreift man, dass man kein Opfer der Umstände mehr ist, sondern weitgehend selbst bestimmen kann, was passiert.
Sie brauchen nicht unbedingt einen starken Willen, um Ihr Wunschgewicht zu erreichen. Der Wille ist kein Muskel, der stark oder schwach sein kann, sondern eine Funktion des Geistes. Deshalb ist der Begriff ›Willensstärke‹ irreführend.

Es bedarf keiner Anstrengung, um etwas zu wollen.

Sie müssen sich lediglich überlegen, was Ihr Ziel ist, zum Beispiel zehn Kilo abnehmen. Was reizt Sie so sehr daran, dass Sie den Weg gerne auf sich nehmen? Das bessere Aussehen oder die

Beweglichkeit? Mit vielen kleinen Schritten erreichen Sie Ihr Ziel. Langsamer essen, die Portionen um zehn Prozent verringern, jedes zweite Glas Cola durch Mineralwasser ersetzen, wirken in der Summe sehr effektiv. Das ist alles.

Anstrengend wird es nur, wenn Sie kein Ziel haben, das Sie reizt, keine Gründe, die Sie davon überzeugen, dass Abnehmen etwas Tolles ist, oder wenn Sie einen falschen Weg wählen: eine Diät, die Ihnen nicht schmeckt, oder wenn Sie zu viel auf einmal verändern.

An dieser Stelle wird das Lenken des Bewusstseins wichtig. Richten Sie es auf die Vorteile des Abnehmens oder auf die Nachteile aus? Motivieren Sie sich oder nehmen Sie sich die Hoffnung, Ihr Wunschgewicht je zu erreichen? Informieren Sie sich darüber, wie Sie mit Genuss schlanker werden, oder denken Sie daran, wie schön es wäre, einen großen Eisbecher mit Sahne zu verspeisen?

Erhöhen Sie Ihr Bewusstsein, indem Sie sich öfter fragen: Was denke ich im Moment? Was geht mir durch den Kopf? Welche Gefühle sind damit verbunden?

Bestimmen Sie Ihre Richtung, indem Sie sich bei den Mahlzeiten fragen: Was ist mein Ziel? Was habe ich davon, wenn ich es erreiche? Was begeistert mich an meinem Ziel? Was tue ich jetzt, um meinem Wunschgewicht wieder einen kleinen Schritt näher zu kommen?

Ihr Körper ist so etwas wie Ihr Kleid in dieser Welt. So wie Sie sich Gedanken darüber machen, wie Sie sich kleiden, Ihre Kleidungsstücke reinigen und pflegen, so können Sie wählen, wie Ihr Körper aussehen und in welchem Zustand er sein soll. Durch Bewegung, Ernährung, Schlaf und Hygiene setzen Sie Ihre Entscheidung um. Eigentlich ganz einfach!

Mittels Ihrer Gedanken geschieht das, was Sie wollen. Sie schaffen Ihre Wirklichkeit.

Manche machen sich allerdings falsche Vorstellungen über den Zusammenhang zwischen den Gedanken und der Realität. Die äußere Welt folgt der inneren nur langsam. Das bedeutet, dass ein einziger Gedanke nur eine geringe Wirkung auf die Außenwelt hat. Nehmen wir mal an, Sie wollten per Zug nach Shanghai reisen. Das ist eine weite Entfernung. Die Idee, diese Reise anzutreten, bringt Sie in der Realität noch nicht einen Schritt weiter. Erst, wenn Sie die Fahrt tatsächlich organisieren, nimmt das Vorhaben Form an. Wenn Sie die halbe Strecke geschafft haben, dürfen Sie nicht aufgeben. Vielleicht meinen Sie fälschlicherweise, Sie seien auf dem falschen Weg, bloß weil Sie noch nicht am Ziel sind. Tag für Tag müssen Sie Ihren Entschluss bekräftigen. Nur dann kommen Sie wirklich in Shanghai an. Genauso ist es bei der »Reise« zum Wunschgewicht.

In der spirituellen und esoterischen Literatur wird häufig der Eindruck erweckt, dass ein einziger Gedanke weltbewegend sei. Das stimmt nicht. Seine Wirkung ist minimal. Nur Gedanken, die täglich bekräftigt werden, haben die Chance, Wirklichkeit zu werden.

Aufs Wunschgewicht übertragen bedeutet dies, dass Sie Mahlzeit für Mahlzeit Ihr Ziel vor Augen haben und die richtigen Entscheidungen treffen müssen, und zwar so lange, bis die Realität Ihrem neuen Selbstbild entspricht. Sonst ändert sich nichts. Ihr Wunschgewicht bliebe eine Illusion.

Noch eine Schlussbemerkung dazu: Sobald Sie wissen, wie Ihr Geist funktioniert, sind Sie erwacht. Vorher lebten Sie in einer Art Halbschlaf. Mit dem Bewusstsein, Ihr Leben selbst bestimmen zu können, bekommen Sie ungeahnte Möglichkeiten in die Hand. Was Sie daraus machen, hängt von Ihnen ab. Es gibt keine Ausreden mehr. Sie haben die Wahl. Keiner kann Sie zu Ihrem Glück zwingen. Sie können nun wieder einschlafen oder ganz aufwachen.

5

Zwanzig transformierende Einsichten

Übergewicht entsteht durch übermäßiges Essen. Andere Faktoren können hinzukommen. Trotzdem ist es ausgeschlossen, dick zu werden, wenn man darauf achtet, was und wie viel man isst. Es gibt leider zahlreiche Argumente, mit denen viele sich dazu verleiten, mehr zu essen, als ihnen guttut. Zwanzig davon wollen wir uns in diesem Kapitel anschauen. Darunter sind einige Klassiker, die jeder benutzt, der unter Übergewicht leidet.
Natürlich bleiben wir nicht bei den selbstschädigenden Rechtfertigungen stehen, sondern widerlegen sie und ersetzen sie durch hilfreiche Einsichten.

Machen Sie sich bewusst, wie Sie sich zum übermäßigen Essen verleiten. Denken Sie anders als bisher. Dann können Sie Ihre Essgewohnheiten mühelos ändern und in der Folge abnehmen.

Am meisten haben Sie von diesem Kapitel, wenn Sie jede der zwanzig Ausreden selbst überprüfen. Fragen Sie sich jedes Mal:

- Benutze ich dieses Argument selbst auch?
- Ist es richtig? Stimmt die Aussage?
- Werde ich mein Wunschgewicht erreichen, wenn ich weiter so denke?
- Wie kann ich die Ausrede widerlegen?
- Was kann ich mir sagen, damit ich meinem Wunschgewicht bei jeder Mahlzeit näher komme?

Lassen Sie uns beginnen.

1. Ausrede:
»Ich hatte so einen schweren Tag. Jetzt tu ich mir mal was Gutes.«

So weit, so gut. Aber ist Essen wirklich eine gute Belohnung für Sie? Bringt es Sie Ihrem Ziel näher? Selbstverständlich können Sie nach einem anstrengenden Tag etwas essen. Das ist nicht das Problem. Genießen Sie die leckeren Speisen, die Sie sich am Ende des Tages zubereiten. Die Frage ist nur, was Sie essen und wie viel.

Etwas Gutes, etwas Beruhigendes, etwas Erholsames besteht nicht unbedingt darin, dass man isst. Wenn Sie wirklich abnehmen wollen, ist es wichtig, dass Sie aufhören »Schokolade«, »Gläschen Wein«, »Stück Pizza«, »Tüte Chips« mit »gut für mich« gleichzusetzen.

Sind Sie sicher, dass Sie sich etwas Gutes tun, wenn Sie so viel essen, dass Sie zunehmen?

Definieren Sie »etwas Gutes« neu. Welche Alternativen zum Essen fallen Ihnen ein? Wäre es ein erholsamer Spaziergang? Ein Gespräch mit der besten Freundin? Ein Film? Einen Roman lesen? Vielleicht stellen Sie eine Liste mit kleinen Belohnungen bzw. erholsamen Aktivitäten auf, die Sie sich am Ende eines anstrengenden Tages gönnen. Sobald Sie daran denken, sich etwas wirklich Gutes zu tun, wählen Sie etwas davon aus. Achten Sie darauf, dass es genauso leicht erreichbar ist wie das Essen im Kühlschrank.

»Stimmt, ich hatte einen anstrengenden Tag. Ich habe eine Belohnung verdient. Was wäre jetzt gut für mich? Doch ich mache nur das, was mich meinem Wunschgewicht näherbringt!«

2. Ausrede:
»Essen macht mir Spaß. Ohne Essen würde mir das Leben halb so viel Freude machen.«

Keine Frage: Essen gehört zu den Freuden des Lebens. Jede Kultur hat zahlreiche kulinarische Genüsse entwickelt. Kochen ist eine Kunst.

Das bedeutet jedoch nicht automatisch, dass man mit dem Gewicht kämpfen muss. Wenn das Leben jemandem tatsächlich nur noch halb so viel Spaß macht, wenn er weniger isst, dann liegt das an der Gleichung: Essen = Spaß. Zieht man auf der einen Seite etwas ab, nimmt man auch der anderen etwas weg. Das ist logisch. Aber wieso steht auf der einen Seite der Gleichung nur Essen?

Außerdem ist das Leben keine Rechenaufgabe. Hier gelten andere Gesetze. Wenn man seine Wohnung entrümpelt, gewinnt man mehr Platz. Und mehr Zeit, weil die Dinge übersichtlich sind und man alles sofort findet. Genauso bekommt jeder, der weniger isst, mehr als er verliert. Er verliert, wie gewünscht, überflüssige Pfunde. Dieser »Verlust« ist in Wirklichkeit also ein Gewinn. Zusätzlich wird derjenige mit zahlreichen Vorteilen belohnt: besseres Aussehen, größere Beweglichkeit, mehr Auswahl bei der Kleidung, um nur Einiges zu nennen.

Machen Sie sich bitte klar, was Sie gewinnen, wenn Sie weniger essen als bisher. Falls Sie immer nur daran denken, worauf Sie verzichten müssen, machen Sie es sich unnötig schwer.

Macht Essen überhaupt unbegrenzt Spaß? Wir wissen alle, dass der erste Bissen am besten schmeckt. Mehr heißt nicht leckerer. Die Qualität entscheidet, nicht die Quantität. Auf Qualität müssen Sie nicht verzichten. Und bedenken Sie: Auch Schlanke haben Spaß am Essen. Aber es ist nicht ihre einzige Freude.

Manche Menschen finden ihr Leben so spannend und interessant, dass sie sich kaum Zeit zum Essen nehmen. Soweit müssen Sie nicht gehen. Sorgen Sie jedoch dafür, dass Ihr Alltag so abwechslungsreich

und schön ist, dass das Essen nur eine unter vielen Freuden ist.

Sicherlich macht Essen Spaß. Wichtiger ist jedoch, dass es den Körper auf gesunde Weise nährt. Nicht alles, was schmeckt, bekommt dem Körper. Solange man Essen als Nahrung betrachtet, ist man auf der sicheren Seite. Dient es hingegen dem Spaß, der Unterhaltung, dem Trost, der Beruhigung, besteht immer die Gefahr, dass Essen missbraucht wird.

3. Ausrede: »Ich esse überhaupt nicht viel und nehme trotzdem ständig zu. Andere essen mehr als ich und bleiben schlank. Das ist nicht fair.«

Der Körper bestimmt, was richtig und falsch, zu viel oder zu wenig ist.

Es kommt nicht darauf an, was man subjektiv fur »viel« oder »wenig« hält. Wenn man zunimmt, isst man zu viel. Punkt.

Es macht keinen Sinn, sich mit anderen zu vergleichen.

Nehmen wir einmal an, Sie seien 155 cm groß und die Vergleichsperson 190 cm. Sie essen beide genau dasselbe. Wer wird dann wohl eher zunehmen?
Außerdem wissen Sie nicht, wie viel Kalorien der andere z. B. beim Radfahren verbrennt, während Sie im Auto ein bisschen spazierenfahren.
Körpergröße, Stoffwechsel, Alter, Bewegung und andere Faktoren spielen eine Rolle dabei, ob man zunimmt oder nicht. Wenn man sich allein nach den Konsequenzen für den eigenen Körper richtet, liegt man immer richtig.
Viele vergessen, dass sie gerade etwas gegessen haben – und vor allem, was. Sie sehen fern oder laufen durch die Stadt. Dabei

lutschen Sie ein großes Eis, machen eine Tüte Chips leer und merken es nicht einmal. (Nebenbei, wie kann jemand Spaß beim Essen haben, wenn er mit den Gedanken sowieso ganz woanders ist?) Die Erinnerung ist unzuverlässig. Deshalb kann jemand schon glauben, nicht viel zu essen, obwohl eine Kamera, die ihn aufnähme, etwas anderes zeigen würde.

Fairness ist beim Essen kein Argument. Wo steht geschrieben, dass zwei Menschen in der Lage sein sollten, sich identisch zu ernähren und anschließend dasselbe zu wiegen?

Ihr Körper ist absolut fair zu Ihnen.

Wenn Sie ihn überfüttern, nimmt er zu. Wenn Sie ihm stets genau so viel geben, wie er braucht, erreichen Sie Ihr Wunschgewicht. Das ist doch in Ordnung, oder etwa nicht?

4. Ausrede: »Übergewicht hat immer tiefere Ursachen. Bevor die nicht geklärt sind, kann niemand abnehmen.«

Das ist reine Theorie. Es gibt nicht einen einzigen wissenschaftlichen Beweis für diese These.

Falls Sie glauben, dass psychische Probleme für Ihr Übergewicht verantwortlich sind, dann übersehen Sie, dass auch Schlanke Neurosen haben. Selbstverständlich ist es sinnvoll, Therapie in Anspruch zu nehmen, sollten wirklich klinisch nachweisbare psychische Beschwerden vorliegen. Was das Abnehmen angeht, ist es allerdings nicht notwendig. Es gibt depressive Dünne und Dicke, Übergewichtige und Schlanke, die ängstlich und panisch sind. Aggressive Menschen können entweder dick oder dünn sein.

Vielleicht meinen Sie, Ihr Unterbewusstes oder Unbewusstes wehre sich gegen das Abnehmen. Das mag sein. Aber wenn Sie weniger essen, werden Sie trotzdem abnehmen. Eine große Zahl von Menschen geht morgens nicht gerne zur Arbeit, besonders montags nicht. Alles in ihnen sträubt sich dagegen. Sie wissen

oft nicht einmal, warum sie die Arbeit hassen. Trotzdem erscheinen sie pünktlich am Arbeitsplatz.
Das Bewusstsein kann das Unterbewusstsein jederzeit überstimmen. Finden Sie einen triftigen Grund, um abzunehmen, und Sie werden es schaffen.

Falls Sie nach tieferen Ursachen für Ihr Übergewicht suchen möchten, tun Sie das ruhig. Aber fangen Sie trotzdem sofort an, Ihre Ernährungsgewohnheiten umzustellen.

5. Ausrede:
»Ich müsste weniger Stress haben, meine Familie müsste netter zu mir sein, mein Beruf befriedigender, meine Umstände angenehmer, bevor ich beginnen könnte, anders zu essen.«

Stressbewältigung ist keine Voraussetzung, um schlank zu werden und zu bleiben. Auch die meisten Schlanken können nicht gut mit Stress umgehen. Sie sehnen sich genauso wie Übergewichtige nach harmonischeren Familienverhältnissen, einer befriedigenderen Arbeit und nach besseren Lebensumständen.

Es ist eine allgemein übliche Taktik, nach Gründen zu suchen, um das, was man längst als richtig erkannt hat, noch weiter aufschieben zu können. Hören Sie auf damit und ändern Sie noch heute irgendeine Kleinigkeit. Essen Sie ein paar Happen weniger. Ersetzen Sie die Sahne durch Milch. Irgendetwas.

Was könnten Sie beim Essen sofort anders machen? Gehören Sie zu denen, die früher einmal schlank waren oder die schon einmal abgenommen haben? Was hat Ihnen dabei geholfen? Wie haben Sie sich ernährt, als Sie noch einen flacheren Bauch hatten?

Wenn Sie wollen, bringen Sie Ihre Ehe in Ordnung. Oder lassen Sie sich scheiden. Suchen Sie sich einen neuen Partner. Sorgen Sie für mehr Harmonie in der Familie. Lernen Sie, besser mit Stress umzugehen. Wechseln Sie den Beruf. Finden Sie einen besseren Arbeitsplatz. Ziehen Sie um. Suchen Sie sich neue FreundInnen. Arbeiten Sie Ihre Kindheit auf. Machen Sie eine Kur. Gehen Sie zur ÄrztIn, zur TherapeutIn und zur ApothekerIn. Lesen Sie noch mehr Bücher über Ernährung und zum Wunschgewicht.

Tun Sie alles, wovon Sie glauben, dass es Ihr Leben verbessert. Doch warten Sie nicht, weniger zu essen und sich Ihrem Wunschgewicht sofort zu nähern.

Ihre Umgebung und die Umstände können Sie nicht aufhalten. Das können nur Sie.

6. Ausrede: »Ich bin nicht der Typ, der schlank sein kann. Meine Gene lassen das nicht zu. Ich war immer dick. Übergewicht ist mein Schicksal.«

Ich habe im Schaufenster mal ein T-Shirt mit der Aufschrift gesehen: »Dieser Bauch ist kein Schicksal. Der ist hart erarbeitet.« Ich habe jedoch nie jemanden getroffen, der es getragen hat.
In der Tat muss man für ein hohes Körpergewicht eine Menge tun. Es entsteht nicht von allein. Schauspieler nehmen manchmal für eine Rolle zwanzig Kilo zu. Das ist nicht einfach. Ein sehr erfolgreicher Gewichtheber hat gesagt, dass er sich täglich wünscht, nicht mehr so viel essen zu müssen. Wer vier Zentner hochreißen und fünf Zentner stemmen will, muss selbst drei Zentner wiegen. Sein Wunschgewicht sieht er bei hundert Kilo. Dann hätte er keine Probleme mehr, ins Auto zu steigen. Über Monate nur essen, essen, essen zu müssen – bis zu achttausend Kalorien täglich –, empfindet er als Last. Wer jedoch Weltmeister im Gewichtheben sein will, muss auch beim täglichen Essen Rekorde aufstellen. Halten wir fest: Übergewicht ist kein Schicksal,

sondern das Ergebnis andauernden, konzentrierten Essens. »Schlank« ist ein relativer Begriff. Wer hundert Kilo wiegt, ist im Vergleich zu jemandem, der einen Zentner mehr auf die Waage bringt, schlank. Wie ich am Anfang sagte, müssen Sie nicht schlank oder dünn werden. Sie definieren Ihr Wunschgewicht.

Menschen sind unterschiedlich gebaut. Schlank zu sein bedeutet für jeden etwas anderes. Die Gene lassen einen großen Spielraum zu. Jemand kann an der Obergrenze oder Untergrenze seines Gewichts leben. Oder irgendwo dazwischen. Egal, ob Sie in Ihrem Leben immer dick waren oder erst in den letzten Monaten oder Jahren zugenommen haben: Übergewicht ist nicht Ihr Schicksal. Sie können Ihr Wunschgewicht erreichen. Wie viel Sie wiegen, bestimmen allein Sie.

7. Ausrede: »Ich habe keine Selbstdisziplin.«

Sie brauchen keine Selbstdisziplin, sondern eine Vision, ein neues Selbstbild, ein Ziel, ein Motiv, einen Plan, die Überzeugung, es zu schaffen, und Kurskorrekturen, wenn Sie vom Weg abkommen.

Kurz gesagt: Ändern Sie Ihr Denken und Sie werden schlank. Selbstdisziplin klingt zu sehr nach Zwang, so wie Sie es vielleicht von Diäten kennen. Sie mussten sich bisher nicht zwingen, viel zu essen. Sie taten es gern. Stellen Sie sich jetzt vor, wie toll es ist, mit Ihrem Wunschgewicht zu leben. Machen Sie sich klar, dass Sie sich mit zu vielem Essen nichts Gutes tun, sondern sich dadurch schlecht behandeln. Verzichten Sie von jetzt an bei jeder Mahlzeit gerne auf die größere Portion. Die Selbstdisziplin können Sie denen überlassen, die sich weiter mit Diäten quälen, weil sie noch nicht verstanden haben, dass sie zuerst ihr Bewusstsein ändern müssen, bevor sie dauerhaft abnehmen können.

8. Ausrede: »Ich kann der Versuchung beim Essen einfach nicht widerstehen. Es ist stärker als ich.«

Die Frage ist nicht, ob Sie widerstehen können, sondern, ob Sie es wollen. Es ist normal, leckere Speisen und Getränke reizvoll zu finden. Gott sei Dank hat es die Natur so eingerichtet, dass wir am Essen und Trinken Freude haben.

Jeden Tag sind wir mit Verlockungen konfrontiert: morgens weiterzuschlafen, wenn der Wecker klingelt, notwendige, aber uninteressante Pflichten zu erledigen, mehr Geld auszugeben, als wir haben, und so weiter. Da wir unsere Arbeit, Ehe und Finanzen nicht ruinieren wollen, ignorieren wir die auf uns einstürmenden Versuchungen zum größten Teil. Sofern Ihr Leben halbwegs intakt ist, haben Sie Ihre Fähigkeit, stärker zu sein als die täglichen Anfechtungen, endlose Male unter Beweis gestellt. Versuchungen zu widerstehen ist daher für Sie weder etwas Neues noch etwas Unmögliches. Im Gegenteil: Es ist die Regel. Wenn Sie sich das bewusst machen, gelingt es Ihnen auch, leckere Speisen zu ignorieren.

Nicht das Essen an sich stellt eine Versuchung dar, sondern der Gedanke, es unbedingt haben zu müssen. Wenn Sie nicht hungrig sind, können Sie auf Nahrung verzichten. Reden Sie sich nicht ein, dass Sie jede Leckerei brauchen. Machen Sie sich vielmehr die nachteiligen Folgen überflüssigen Essens klar. Danach wenden Sie sich ab und gehen zur Tagesordnung über.

Sie verfügen bereits über wirksame Strategien, mit Versuchungen angemessen umzugehen. Machen Sie sich diese bewusst, indem Sie überlegen, wie Sie es zum Beispiel morgens schaffen, aufzustehen, obwohl sie lieber noch länger schlafen würden. Was sagen Sie sich? Was tun Sie? Wie bringen Sie sich dazu, Ihre als richtig erkannten Ziele trotz aller Verlockungen zu erreichen? Übertragen Sie dieses Vorgehen auf den Umgang mit Nahrungsmitteln.

Nichts ist stärker als das Bewusstsein. Setzen Sie es zu Ihren Gunsten ein.

9. Ausrede: »Ich will mich nicht mehr quälen.«

Dieser Standpunkt ist verständlich. Wer mehrfach Diäten gemacht hat und nach einiger Zeit so rund war wie zuvor, hat die Nase davon voll. Es ist so anstrengend wie sinnlos.
Dabei darf man allerdings nicht vergessen, dass zu vieles Essen ebenfalls eine Quälerei ist, zwar nicht sofort, aber dann, wenn die Folgen sichtbar und spürbar werden. Nicht mehr in normale Kleidergrößen zu passen, immer mehr Bewegungen nur noch mühsam machen zu können, Gelenke, Sehnen und Muskeln, die unter dem Gewicht zusammenbrechen und schmerzen, ein Körper, der langsam zerfließt, ein Gesicht, das durch Doppelkinn und Pausbacken immer unförmiger wird: Ist das keine Quälerei?

Wenn Sie Ihr Bewusstsein ändern, werden Sie schlank, ohne sich quälen zu müssen, und Sie halten Ihr Gewicht mühelos.

Sie essen, was Ihnen schmeckt, ersetzen Quantität durch Qualität, zählen keine Kalorien.

Sie müssen lediglich umdenken. Von »Je mehr, desto besser« zu »Weniger ist mehr« . Wenn Sie dies gründlich verstanden haben, werden Sie gerne auf manches verzichten und sich stattdessen an Ihrem Wunschgewicht und den damit verbundenen Vorteilen erfreuen.

Sie sehen besser aus. Ihr natürliches, schönes Gesicht ist wieder erkennbar. Ihr Körper bekommt wieder Proportionen. Sie sind rundum beweglicher. Ihr Gelenke, Sehnen und Muskeln sind entlastet und erholen sich langsam. Ihre Gesundheit und Ihr Wohlbefinden nehmen zu. Sie passen in Ihre alten Kleider. Das Kleiderkaufen macht wieder Spaß.
Die Quälerei durch übermäßiges Essen hat ein Ende!

10. Ausrede: »Ich bin schon so oft gescheitert.«

Das macht nichts. Sie können Ihr Wunschgewicht trotzdem erreichen. Einzige Voraussetzung: Sie müssen es so lange versuchen, bis Sie es geschafft haben.

Aus der Raucherentwöhnung weiß man, dass fast alle Raucher eine ganze Reihe von Fehlversuchen hatten, bis sie schließlich für immer aufgehört haben. Das vorangegangene Scheitern war also nicht von Dauer. Man darf nicht die einzelnen Versuche beurteilen. Nur das Ergebnis am Ende zählt.

Sie werden eine Zeit lang experimentieren müssen, bis Sie wissen, wie Sie schlank werden und bleiben. Sie werden dabei Fehler machen. Das ist normal. Geben Sie niemals auf.

Mögen Sie Reggae? Dann hören Sie sich mal auf YouTube den Song von Jimmy Cliff »You can get it if you really want« an und lesen Sie den Liedtext.

Sie können es schaffen, wenn Sie wirklich wollen. Sie müssen es versuchen, versuchen und immer wieder versuchen. Dann erreichen Sie Ihr Wunschgewicht schließlich.

11. Ausrede: »Alle, die ich kenne, sind dick. Mein Mann/meine Frau/meine Familie/meine FreundInnen mögen mich nur, wenn ich schön rund bin. Ich will zusammen mit den anderen genießen. Ich möchte keine AußenseiterIn sein. Dicke sind gemütlich.«

Sind Dicke wirklich gemütlich? Das ist wohl eine Verzerrung der Realität. Sicherlich gibt es Wohlbeleibte, die umgänglich sind und das Herz am rechten Fleck haben. Aber das trifft auf Schlanke genauso zu. Umgekehrt können auch Dicke richtig ungemütlich sein. Ich weiß auch nicht, ob Elvis in seinen letzten Lebensjahren gemütlicher war als in der Zeit, als er noch in schicke Lederkla-

motten passte. Gemessen an seinem Tablettenkonsum, war er wohl eher depressiv.
Kapitalisten wurden früher mit dickem Bauch und Zigarre karikiert. So viel zum Thema »gemütliche Dicke« .
Der Wunsch, zusammen mit anderen zu feiern und zu essen, ist verständlich. Dem steht nichts im Wege. Solange Sie es nicht jeden Tag tun, können Sie dabei sogar mehr essen als sonst. Auch Schlanke feiern und essen gemeinsam mit anderen.
Wenn Ihre Liebsten Sie tatsächlich nur mögen, wenn Sie übergewichtig bleiben, dann frage ich mich, ob das wirklich Liebe ist. Das klingt so, als ob die nur Ihre Pfunde mögen. Echte FreundInnen werden Sie immer gernhaben und Ihre Wünsche unterstützen, egal, ob Sie rund oder eckig sind.
Ein Dicker kommt selten allein. Das ist zwar nicht Volksmund, trifft trotzdem einen wahren Kern. Oft sind ganze Familien übergewichtig. Das muss kein Grund sein, nicht abzunehmen.

Machen Sie den Anfang. Zeigen Sie Ihrer Familie und Ihren Mitmenschen, dass jeder schlank sein kann.

So wie Sie selbst müssen sich auch die anderen erst daran gewöhnen, dass Sie jetzt anders essen und aussehen. Ertragen Sie gelassen deren Kommentare. Rechtfertigen oder entschuldigen Sie sich nicht dafür, dass Sie abnehmen. Es ist Ihre Entscheidung. Versuchen Sie genauso wenig, Ihre Angehörigen zu überreden, ebenfalls abzunehmen. Jeder hat das Recht, sein Wunschgewicht selbst zu bestimmen. Suchen Sie sich lieber ein paar Menschen, die sich auch entschlossen haben, in Zukunft schlank zu sein.

12

12. Ausrede: »Ich möchte abnehmen, aber mein Körper nicht. Das ist eine rein körperliche Sache. Mein Körper bestimmt sein Gewicht selbst.«

Dr. Jekyll and Mr. Hyde, nicht wahr?

Das ist schon irre, wie die Hand zur Schokolade geht, ein großes Stück davon ergreift und es Ihnen in den Mund schiebt. Sie stehen fassungslos daneben, beobachten alles und können nichts dagegen unternehmen. Es passiert einfach. - Nun mal im Ernst. Das glauben Sie doch selbst nicht, oder?

Wie der Körper die Schokolade verarbeitet, ob er das alles ansetzt oder nur teilweise, das ist schon weitgehend seine Sache. Wie jedoch die ganze Tafel Schokolade, der Liter Wein, die Wurst- und Käsebrote, die XXL-Pizza, das riesige Eis und die Packung Kartoffelchips in Ihren Mund wandern: Das ist doch wohl Ihre Sache.
Zugegeben, der Wunsch abzunehmen (»Ich möchte ja so gern, aber ...«), mag vorhanden sein. Es fehlt die Entschlossenheit. Ein Wunsch, dem keine Taten folgen, ist nichts wert.
Sie brauchen einen überzeugenden Grund, um abzunehmen. Sie müssen es unbedingt wollen, koste es, was es wolle. Und Sie brauchen die Überzeugung es zu schaffen, egal wie oft Sie es versuchen müssen.

13

13. Ausrede: »Mir kommt immer etwas dazwischen. Im Urlaub und bei der Arbeit kann ich nicht abnehmen. Das geht nur zu Hause. Ich bin leider ständig unterwegs.«

Das klingt fast schon überzeugend. Der Haken ist nur, dass Schlanke auch Urlaub machen, arbeiten und viel unterwegs sind. Daran kann es also nicht liegen.
Die Idee, nur zu Hause abnehmen zu können, kommt wohl daher, dass seit Jahrzehnten propagiert wird, man müsse eine Diät machen, um abzunehmen. Dazu braucht man dann bestimmte Rezepte und Lebensmittel, die nicht in jedem Restaurant und jeder Kantine auf den Tisch kommen.
Inzwischen sind sehr viele Restaurants bereit, auf die Wünsche ihrer Gäste einzugehen. Sie können also unabhängig von der

Speisekarte sagen, was Sie gerne essen möchten und wie Ihr Menü zubereitet werden soll.

Eine Möglichkeit bleibt Ihnen immer: Sie essen von dem Angebot an Lebensmitteln nur das, was Ihnen hilft, auf Kurs zu bleiben und vor allem nur so viel, wie nötig ist, um Ihr Ziel zu erreichen. Das funktioniert, egal wo Sie sind und was das Büfett bietet.

Arbeitsessen und Einladungen stellen kein Hindernis dar. Sie wählen Ihre Speisen selbst und tun sich nur so viel auf den Teller, wie es für Sie richtig ist. Zahlreiche Menschen sind gegen bestimmte Lebensmittel allergisch, vertragen gewisse Nahrung nicht, essen nur vegetarisch oder makrobiotisch. Da fallen Sie mit Ihren speziellen Wünschen gar nicht weiter auf.

14. Ausrede: »Ich will nicht dürr sein. Dann hängt meine Haut, meine Brust, mein Bauch, mein Hintern. Ich brauche meine Pölsterchen.«

Sie wissen, dass es nicht darum geht, mager zu werden. Oft wird so getan, als könne man entweder nur zu dick oder magersüchtig sein. Das ist Unsinn. Sie definieren Ihr Wunschgewicht und richten Ihr Essverhalten danach aus.

Wenn Sie Ihren Körper trainieren – das sollten Sie um Ihrer Fitness willen tun –, dann modellieren Sie ihn effektiver, als es mithilfe von Körperfett möglich ist. Denn dieses hat die Tendenz zu hängen. Die Schwerkraft zieht Ihre »Polster« früher oder später unerbittlich nach unten.

15. Ausrede:
»Ich halte das nicht aus. Wenn ich Hunger bekomme, muss ich essen. Es fühlt sich schrecklich an, wenn ich mir die ganzen Köstlichkeiten versage.«

Da die Gefühle im Leben eine wichtige Rolle spielen, befassen wir uns im nächsten Kapitel ausführlich damit. An dieser Stelle nur so viel: ExpertInnen sagen, dass man essen sollte, bevor man Hunger bekommt. Der sichere Weg, immer dicker zu werden, sei es, erst zu hungern und dann richtig zuzulangen. Das leuchtet ein. Man pendelt zwischen zwei Extremen und das kann nicht gut sein. Angeblich sendet das Hungergefühl dem Körper auch Signale, das aufgenommene Essen besonders gut zu verwerten, sprich: als Fett einzulagern, damit die Hungerperiode unbeschadet überstanden wird. Hungern ist also nicht der Königsweg zum Wunschgewicht.
Auf der anderen Seite sollte man Hunger nicht dramatisieren. Erst in den letzten Jahrzehnten hatten die meisten Menschen bei uns jederzeit genug zu essen. Früher mussten viele unfreiwillig hungern. Freiwillig nichts zu essen ist heute en vogue: Einige fasten regelmäßig und schwören darauf. Es mag am Anfang unangenehm sein, aber es bringt niemanden um. Trotzdem empfehle ich es nicht, zu hungern.

Wenn Sie mit der richtigen Einstellung abnehmen, macht Ihnen der Verzicht auf die eine oder andere Leckerei nichts aus.

16. Ausrede:
»Heute sündige ich mal.«

Der Klassiker unter den Ausreden schlechthin! Wohl jeder, der selbst mal übergewichtig war/ist/oder mit sehr gut genährten Menschen beim Essen an einem Tisch gesessen hat, kennt diesen Spruch. Sobald der Satz raus ist, geht die Kuchengabel mit einem Berg aus Gebäck und Sahne Richtung Mund oder die Kellnerln muss eine wahnsinnig umfangreiche Bestellung aufnehmen. »Heute sündige ich mal!«

Einmal ist keinmal, man lebt nur einmal: Irgendwie muss es immer auf einmal hinauslaufen. Wichtig dabei ist, den Zeiger schnell wieder auf null zu stellen; denn das nächste Einmal kommt schneller, als man denkt.

Die Anonymen Alkoholiker machen es genau umgekehrt. Sie sagen: »Heute bleibe ich trocken.« Morgen ist dann wieder heute. Die Taktik geht auf. Es ist schwer, sich etwas fürs ganze Leben vorzunehmen. Aber nur heute, das kann ich wahrscheinlich schaffen.

Machen Sie es genauso. Kehren Sie den Klassiker um:

Heute sündige ich mal nicht.

Noch besser ist es, wenn Sie sich sagen: »Bei dieser Mahlzeit esse ich etwas weniger als sonst.« Lassen Sie offen, was Sie beim nächsten Mal oder morgen tun werden. Sie nehmen sich weniger vor und erreichen mehr.

Anfang der 1990er Jahre war die New Yorker U-Bahn sehr unsicher. Die Stadtverwaltung hatte nicht die Mittel, genügend Sicherheitskräfte einzustellen. Die Situation schien aussichtslos. Dann kam man auf die Idee, Kleinigkeiten zu ändern. Hier ein bisschen mehr Licht, dort ein paar Schmierereien an den Wänden weniger. Die Verwaltung sorgte dafür, dass die U-Bahn gepflegter aussah. Kein einziges Bonbonpapier auf dem Boden, keine zerbrochenen Scheiben. »Zero Tolerance« lautete die Devise. Erstaunlicherweise stellte man fest, dass mit der Zeit die Gewalttaten weniger wurden. So verblüffend diese weitreichende Wirkung auf den ersten Blick scheinen mag, die Ursache ist erklärlich; denn jede Regelverletzung, so klein sie auch sein mag, zieht weitere, größere nach sich.

Man kann diesen Prozess umkehren, indem man wieder bei den kleinen Dingen anfängt. Dann folgen die großen fast von allein.

Sie erleichtern sich den Weg zum Wunschgewicht, wenn Sie sich täglich sagen: Ich erlaube mir keine einzige Ausnahme.

Anders als man vielleicht auf den ersten Blick meint, helfen einem die kleinen, einmaligen Sünden nicht weiter. Im Gegenteil: Wenn man einmal Blut geleckt hat (verzeihen Sie den barbarischen Ausdruck), wächst die Bereitschaft, weiter zu machen. Erst sagt man sich: »Nur einmal«, danach folgt: »Jetzt ist es egal.« Aus einmal wird zweimal und dann gibt es kein Halten mehr.
Also sündigen Sie morgen, niemals heute.

17

17. Ausrede: »Ich bin spontan und leidenschaftlich – ein Bauchmensch. Wenn ich Appetit habe, greife ich zu.«

Schlanke sind ebenso spontan und leidenschaftlich wie Rundliche. Diese Eigenschaften bedeuten nicht, dass man ungezügelt essen muss.

Seien Sie spontan und leidenschaftlich, wenn es darum geht, abzunehmen.

Wie beschrieben hat jeder die Möglichkeit, sein Denken und Verhalten zu beobachten und zu lenken. Auch Bauchmenschen. Im Kapitel »Der Moment der Freiheit« werden Sie sehen, wie Sie mithilfe Ihres Bewusstseins Ihre alten Gewohnheiten stoppen und durch neue ersetzen können.

Ihr Wunschgewicht beginnt im Kopf. Nach einiger Zeit essen Sie automatisch so, dass Sie schlank werden und bleiben. Dann tun Sie aus dem Bauch heraus genau das Richtige.

18. Ausrede: »Ich bin ein Genießer.«

Wunderbar! Bleiben Sie so!

Die Fähigkeit zu genießen geht Ihnen keinesfalls verloren, wenn Sie schlank sind. Auch Schlanke genießen ihr Essen. Also herzlich willkommen im Club der schlanken Genießer!

Qualität hat mit Quantität nichts zu tun. Mehr Essen bedeutet nicht mehr Genuss. Im Gegenteil: Um genießen zu können, braucht man Zeit. Man muss sich beispielsweise die Schokolade auf der Zunge zergehen lassen. Dann erst entfalten sich die Aromen. Wein darf man nicht hinunterstürzen, Essen nicht verschlingen. Wenn man dabei etwas anderes tut, wie z. B. fernsehen oder in der Stadt bummeln, ist man mit seinen Gedanken sowieso ganz woanders und bekommt überhaupt nicht mit, ob und wie die Nahrung schmeckt. Takeaways und Pommes-to-go machen dick und bringen wenig Genuss. Und dann zu behaupten, man sei Genießer – das hat schon eine gewisse Chuzpe!
Außerdem hoffe ich doch sehr, dass Essen nicht Ihr einziger Genuss ist. Es ist wie mit dem Spaß. Wenn die Nahrungsaufnahme die einzige Freude im Leben ist, sieht es ziemlich trüb aus. Dann sollte man unbedingt die Vielfalt der Freuden entdecken.
Man kann es genießen, sich zu bewegen, ein gutes Buch zu lesen, mit FreundInnen zusammen zu sein, Musik zu hören, ein Bad zu nehmen und vieles mehr. Ja, man kann es sogar genießen, abzunehmen!

Essen betrifft vor allem den Geschmackssinn. Wir haben noch vier weitere Sinne, mit denen wir sinnliche Freuden erleben können. Schwelgen Sie in der Schönheit der Farben und Formen, der Klänge, der Düfte und der Empfindungen. Nimmt man das Denken als eine Art sechsten Sinn hinzu, tut sich noch eine weitere Welt auf, die der schönen Gedanken und Fantasien.

Es ist etwas armselig, nur das Essen mit Genuss zu verbinden. Und noch schlimmer, sich damit zu rühmen, viel zu essen und allen wohlproportionierten Menschen die Fähigkeit abzusprechen, sich an leckeren Speisen ebenfalls zu erfreuen.
Tun Sie das bitte nicht. Das Leben ist zu kurz, um es nur mit Essen zu verbringen. Dadurch dass Sie übergewichtig sind, müssen Sie auf viele andere Freuden des Lebens verzichten. Ändern Sie Ihr Bewusstsein, werden Sie schlank und holen Sie sich die ganze Fülle der sinnlichen Genüsse zurück.

19. Ausrede:
»Eigentlich möchte ich gerne abnehmen. Aber ich habe so eine Wut, weil alle mich zwingen wollen, weniger zu essen. Deshalb mache ich es extra nicht – aus reinem Trotz! Ich mache, was ich will!«

Wer so denkt, lässt immer noch die anderen bestimmen, was er oder sie tun soll. Das ist vollkommen paradox.
Wenn Sie sich durch andere davon abhalten lassen, dann lassen Sie diese über sich bestimmen. Genau das wollen Sie doch nicht. Also sollten Sie abnehmen, egal was die Menschen in Ihrer Umgebung sagen. In Wirklichkeit richtet sich Ihr Trotz gegen Ihren eigenen Willen, bloß weil Sie es den anderen zeigen wollen. Sie hören zu viel auf äußere Einflüsse, doch haben Sie es selbst in der Hand, das zu tun, was Sie wollen.

Wenn Sie persönlich gerne abnehmen möchten, dann lassen Sie sich durch niemanden aufhalten. Unabhängig davon, ob er oder sie Ihnen zu- oder abrät. Allein Ihr Wille zählt.

20. Ausrede:
»Viel essen ist gut, wenig essen ist schlecht.«

Im Grunde läuft alles auf dieses eine Argument hinaus. Häufiges und reichliches Essen scheint angenehm, maßvolles Konsumieren kulinarischer Genüsse unangenehm. Hier haben wir den Kern eines Bewusstseins, das den Körper ständig zunehmen lässt. Deshalb muss das Umdenken genau an dieser Stelle ansetzen. Dies geschieht, indem man die alten Glaubenssätze infrage stellt und anschließend andere, überzeugendere Regeln aufstellt. Die erste Frage lautet daher:

Stimmt es, dass häufiges, reichliches Essen gut für Sie ist?

Mit Essen sind nicht nur die regelmäßigen Mahlzeiten morgens, mittags und abends gemeint, sondern auch alle Snacks, Knabbereien und Kleinigkeiten zwischendurch. Jedes Stück Schokolade, jeder Keks ist Essen in diesem Sinn.

Zwar ist jeder kleine Happen ein Kick für die Geschmackssinne. Reichliches Essen beruhigt, macht schläfrig. Man isst nach Lust und Laune. Aber ist das gut? Hat es die Folgen, die Sie sich wünschen? Sind Sie hundertprozentig zufrieden mit Ihrer Figur, mit Ihrem Aussehen? Steigert Ihr derzeitiges Körpergewicht Ihr Wohlbefinden? Ist es in den letzten Jahren besser oder schlechter geworden? Rät Ihnen Ihre ÄrztIn, so weiter zu essen wie bisher? Falls nein, warum nicht? Möchten Sie weiter zunehmen? Falls ja, warum? Falls nein, warum nicht?

Wenn Sie darüber nachdenken: Hat häufiges, reichliches Essen mehr Vorteile oder Nachteile?

Wenden wir uns der nächsten Frage zu:

Stimmt es, dass es schlecht für Sie ist, weniger zu essen?

Auf den ersten Blick scheint es unangenehm, sich Grenzen zu setzen. Doch stimmt es wirklich, dass eine Einschränkung der Mahlzeiten ungünstig ist?

Indem Sie weniger essen, nehmen Sie ab. Ist das negativ? Welche Nachteile sind damit verbunden? Welche Vorteile stehen dem gegenüber?
Wie würden sich weniger und kleinere Mahlzeiten auswirken: auf Ihre Figur, Ihr Aussehen, Ihre Kleidergröße, Ihre Beweglichkeit, Ihr Wohlbefinden, Ihre Gesundheit, Ihre Zufriedenheit mit sich, Ihre Ausgaben für Lebensmittel, Ihr Selbstwertgefühl?
Was könnten Sie als schlanker Mensch tun, was Sie jetzt nicht oder nur eingeschränkt können? Was gewinnen Sie, wenn Sie auf häufige, üppige Mahlzeiten verzichten?
Nachdem wir die alten, dickmachenden Glaubenssätze angezweifelt haben, drehen wir sie um und überzeugen uns vom Gegenteil:

Viel zu essen ist von Nachteil.

Überlegen Sie, warum diese Aussage richtig ist.

Es ist gut, weniger zu essen.

Finden Sie mehrere Argumente, warum Sie von diesem Satz hundertprozentig überzeugt sind.
Wenn Sie abnehmen wollen, müssen Sie sicher sein, dass es falsch ist, zu glauben, viel zu essen sei gut und auf leckere Speisen zu verzichten sei schlecht. Sie müssen stattdessen mit Kopf, Herz und Bauch begreifen, dass es von großem Nachteil ist, so weiter zu essen wie bisher. Dass es fantastisch ist, von jetzt an anders zu essen als in der Vergangenheit und auf diese Weise Ihr Wunschgewicht zu erreichen und für immer zu behalten.

Indem ich zwanzig häufig genannte Gründe gegen das Abnehmen widerlegt und durch zutreffendere Annahmen ersetzt habe, habe ich Ihnen die Arbeit ein Stück weit abgenommen. Jetzt kommt es darauf an, dass Sie das neue Denken verinnerlichen. Lesen Sie die fett hervorgehobenen Passagen dieses Kapitels immer wieder und so lange, bis Sie selbst wirklich davon überzeugt sind und das Gefühl haben, sie wirklich verstanden und verinnerlicht zu haben. Dann können Sie sich auch allein daran erinnern.

Haben Sie Ihre persönliche Lieblingsausrede entdeckt? Schreiben Sie sie auf und ziehen Sie sie in Zweifel. Lassen Sie sich dabei von zwei Fragen leiten:
1. Stimmt das? Ist das wirklich wahr?
Finden Sie mehrere Gründe, warum es verkehrt ist, so zu denken.
2. Welche Folgen hat Ihre Lieblingsausrede?

Der letzte Punkt ist deshalb wichtig, weil Übergewichtige dazu neigen, sich nur auf die unmittelbare Belohnung zu konzentrieren, die sie durch das Essen erfahren: den tollen Geschmack, die Befriedigung, sich satt zu fühlen. Sie vergessen die Folgen: weitere Gewichtszunahme und alle damit verbundenen Probleme. Denken Sie schon beim Essen an die Folgen. Wenn Sie weniger zu sich nehmen, können Sie sich bereits heute auf das Erreichen Ihres Wunschgewichts und die damit zusammenhängenden Vorteile freuen.

Wir erzählen uns täglich Geschichten über das, was wir erleben. Wir kleiden die Tatsachen in Erzählungen ein. Deshalb kommt es darauf an, dass Sie die beiden Grundfunktionen Ihres Geistes zu Ihren Gunsten einsetzen. Achten Sie darauf, was für Geschichten Sie sich erzählen, wenn Sie an Ihr Gewicht denken.
Ungünstig wäre diese: »Ach, was bin ich für ein armes Würstchen, dass ich so dick bin. Zur Strafe soll ich jetzt mein Essen einschränken. Es ist alles so furchtbar. Ich fühle mich so schlecht. Am besten, ich hole mir erst einmal eine ordentliche Portion Eis aus dem Kühlschrank. Dann sieht die Welt gleich ganz anders aus!«
Weiterhelfen würde Ihnen etwas anderes: »Ich bin zwar dick und war es lange, aber das heißt nicht, dass es immer so bleiben muss. Ich esse jetzt vor allem, um mich zu ernähren, nicht aus

Langeweile oder zum Trost. Wenn ich mich schlecht fühle, finde ich einen anderen Weg, meine Laune zu verbessern. Ich bin froh, dass ich mich entschlossen habe abzunehmen. Endlich ist Schluss mit dem schlechten Gewissen beim Essen und den Problemen mit dem Übergewicht. Ich bin richtig stolz auf mich!«

Was für Geschichten erzählen Sie sich, das Essen und Ihr Gewicht betreffend?

Sind es motivierende oder demotivierende Geschichten? Geschichten vom Gelingen oder Scheitern? Ermutigende oder entmutigende? Vom Können oder Nicht-Können? Von der Freiheit oder Unfreiheit? Von Versuchungen oder vom Standhalten? Geschichten von sich, Geschichten von anderen und von den Umständen? Von Hindernissen oder Hilfen? Von der Vergangenheit, der Gegenwart oder der Zukunft?
Sie sind diesen Erzählungen nicht ausgeliefert, sondern können sie lenken, so wie Sie beim Fernsehen von einem Kanal auf den anderen umschalten können.
Sie ändern Ihr Bewusstsein, indem Sie sich andere Geschichten erzählen.

6

Die Macht der Gefühle

Wenn es ums Körpergewicht geht, ist das Essen das letzte Glied in der Kette. Was, wann und wie viel man isst, hängt vom Denken und Fühlen ab.

Sehr viele Menschen glauben, ihren Gefühlen ausgeliefert zu sein. Speziell Übergewichtige meinen, dem Essen nicht widerstehen zu können, wenn sie der Heißhunger packt. Stimmt das wirklich? Bestimmen die Gefühle, was man tut?

Nehmen wir mal an, zwei sehr Wohlbeleibte stehen vor einem reichhaltigen Büfett mit den leckersten Speisen, die man sich denken kann. Beiden läuft das Wasser im Mund zusammen. Nur wenige Zentimeter trennen sie von den herrlichsten Genüssen der Welt. Und nun geschieht das Unglaubliche: Während der eine nach Lust und Laune zugreift und einen ordentlichen Berg an Köstlichkeiten auf seinen Teller schaufelt, hält sich der andere merklich zurück. Er nimmt, worauf er Appetit hat, aber nur so viel, dass das Ziel, sein Wunschgewicht, nicht in Gefahr gerät.

Wie ist das möglich? Beide sind ausgesprochene Genießer, verspüren einen wahren Heißhunger auf die angebotenen Gaumenfreuden. Trotzdem verhalten sie sich vollkommen unterschiedlich. Steuern die Gefühle vielleicht doch nicht das Verhalten? Nur was ist es dann?

Erinnern Sie sich bitte an Situationen, in denen Sie gerne Ihren Emotionen nachgegeben hätten, sich am Ende jedoch anders entschieden haben. Bestimmt haben Sie schon darauf verzichtet, jemandem gehörig die Meinung zu sagen, sei es, weil derjenige Ihr Chef war oder ein Fremder mit zahlreichen Tätowierungen im Gesicht und einer Körpersprache, die nichts Gutes ahnen ließ. Mit Sicherheit haben Sie davon abgesehen, sich Dinge zu kaufen, die Ihr Herz höher schlagen ließen. Sie haben tage- oder wochenlang mit sich gerungen. Am Ende haben Sie Nein gesagt, weil Sie sich sonst finanziell ruiniert hätten.

An diesen Beispielen sehen Sie, wie Sie und jeder andere es schaffen können, sich zu beherrschen. Nicht der Bauch entscheidet, nicht einmal das Herz, sondern der Kopf. Vor jedem Entschluss steht ein Abwägen. Man zieht seinen Arbeitsplatz dem Wutausbruch vor. Die Gesundheit ist einem wichtiger als die erregte Aussprache mit einem gefährlich aussehenden Fremden. Man verzichtet lieber auf den Kauf von teuren Gegenständen als auf seine Kreditwürdigkeit.

Manchmal brauchen solche Entscheidungen lange, manchmal auch nur Bruchteile von Sekunden. Sie gehen jeder Handlung voraus. Nicht einmal die heiße Herdplatte bringt einen automatisch dazu, seine Finger zurückzuziehen. Zwar geht der erste Impuls in diese Richtung. Aber aufgrund einer bewussten Entscheidung kann jeder, der Wert darauf legt, sich die Hände verbrennen.

So kann man auch weiteressen, obwohl man eigentlich satt ist, sogar noch, wenn einem bereits schlecht ist. Umgekehrt ist es möglich, aufs Essen zu verzichten, obwohl man Appetit hat oder sogar wenn man Heißhunger auf etwas hat. Manche essen nicht einmal dann, wenn sie echten Hunger haben, beispielsweise weil sie fasten.

Führt man sich diese Tatsachen vor Augen, wirken sie selbstverständlich. Und doch fragt man sich immer wieder bei Menschen, die etwas können, was man selbst nicht schafft: Wie machen die das bloß?

Wieso nimmt jemand am Büfett so viel weniger als man selbst? Und macht dabei sogar noch ein zufriedenes Gesicht? Wieso kann ich das nicht?

Und dann redet man sich ein: Na ja, dem schmeckt es eben nicht. Der weiß nicht, was wirklich gut ist. Der quält sich. Der isst zu Hause heimlich. Und so weiter.

Das kann alles zutreffen, möglicherweise hat der andere sich jedoch einfach entschieden, sein Wunschgewicht zu erreichen bzw. zu halten. Er verzichtet nicht auf die sinnlichen Genüsse, sondern nur auf das Übermaß. Derjenige hat einen größeren Gewinn vor Augen: sein Wunschgewicht. Es bedeutet ihm mehr als die unmittelbare Befriedigung der Gier nach Essen, die letztlich doch unersättlich ist, egal, wie viel man zu sich nimmt.

Die Beispiele zeigen klar und deutlich, dass man seinen Gefühlen nicht ausgeliefert ist, sondern nach einer Abwägung der Vor-

und Nachteile – manchmal in Sekundenbruchteilen – entscheidet, wie man sich am besten verhalten will.

Haben Sie sich schon einmal gefragt, wo Ihre Gefühle ihren Ursprung haben?

Was macht Ihnen Angst? Was deprimiert Sie? Was regt Sie auf? Aber auch: Was macht Sie glücklich? Was gibt Ihnen Ruhe und Zufriedenheit? Was bringt Sie dazu, zu lieben?
Normalerweise antwortet man darauf so etwas wie: »Dunkelheit macht mir Angst. Es deprimiert mich, verlassen zu werden. Ungerechtigkeiten ärgern mich. Meine Kinder machen mich glücklich. Ein Spaziergang in der Natur beruhigt mich. Der Anblick eines Kätzchens ruft bei mir Liebe hervor.«
Die Struktur solcher Antworten ist immer dieselbe: Da ist ein äußerer Umstand, z.B. Dunkelheit. Dem folgt ein Gefühl, nämlich in diesem Fall Angst. Möglicherweise merken Sie schon, dass irgendetwas daran nicht stimmt. Haben etwa alle Menschen vor Dunkelheit Angst? Lieben alle Kätzchen? Empfinden alle einen Spaziergang im Grünen als beruhigend? Nein, dies trifft jeweils nur auf einige Menschen zu. Für andere gilt es nicht: Sie mögen Katzen nicht, auch keine jungen. Sie lieben die Dunkelheit oder sind lieber in der Innenstadt als in der Natur.
Dann sind es offenbar nicht die äußeren Umstände, die Gefühle auslösen. Sonst müssten alle Menschen gleich empfinden. Wir wissen, dass dies nicht der Fall ist.
Etwas Entscheidendes wird in den Antworten ausgeklammert: das Bewusstsein.

Der Ursprung der Gefühle liegt nicht in den äußeren Umständen, sondern im Denken. Erst mit unseren Gedanken geben wir der Außenwelt eine emotionale Bedeutung.

Wie bei den Grundfunktionen des Geistes beschrieben, lenken wir unser Bewusstsein auf bestimmte Dinge. Auf diese Weise

legen wir fest, was wir wahrnehmen. Wer Essbares ignorieren will, der tut dies, indem er seine Wahrnehmung auf andere Gegenstände richtet.
Bestimmt haben Sie schon die Erfahrung gemacht, dass Sie etwas bemerkt haben, was anderen überhaupt nicht aufgefallen ist. Umgekehrt haben Sie sich sicher schon manches Mal gewundert, dass Sie etwas übersehen haben, was sich unmittelbar vor Ihrer Nase befand. Was wir nicht wahrnehmen, ist für uns nicht existent.
Die Wahrnehmung allein provoziert noch keine Emotionen. Wir müssen das Wahrgenommene erst noch einordnen und beurteilen, bevor sich unsere Gefühle regen. Was uns gleichgültig ist, ruft keine Emotionen hervor. Genauer gesagt löst die Gleichgültigkeit ein neutrales Gefühl aus. Finden wir etwas unangenehm, entsteht Ablehnung. Nach dem Inhalt unserer ablehnenden Gedanken spüren wir sie als Angst, Depression, Ekel oder Ärger. Erscheinungen, die wir positiv bewerten, empfinden wir als angenehm. Dazu stellt sich ein Gefühl von Glück, Zufriedenheit oder Liebe ein.

Die Dinge sind, wie sie sind. Erst unsere Bewertung der Tatsachen löst unsere Gefühle aus.

Jetzt verstehen Sie vielleicht besser, warum wir emotional so unterschiedlich reagieren. Jeder lebt ein Stück weit in seiner eigenen Welt und bewertet seine Wahrnehmungen anders. So kommt es, dass sich der eine über etwas ärgert, was den anderen kalt lässt. Einige finden Spinnen, Schlangen oder Krokodile interessant und reagieren positiv auf sie, während manche Horrorvorstellungen damit verbinden und daher mit Angst antworten.
Da Menschen unterschiedlich über das Essen denken, bedeutet es ihnen unterschiedlich viel. Dieser betrachtet es als Notwendigkeit und isst nur, um sich zu ernähren. Jener denkt, es sei das Schönste, was es auf der Welt gibt, und möchte sich so viel einverleiben wie möglich.

Wir sind den Gefühlen nicht ausgeliefert, sondern bestimmen mittels unserer Gedanken selbst, was wir fühlen.

Merken Sie, welche enormen Möglichkeiten sich dadurch eröffnen, dass wir Bewusstsein besitzen? Wir können unsere Aufmerksamkeit lenken, worauf wir wollen. Es steht uns frei, unsere Außen- und Innenwelt nach Belieben zu bewerten. Mit ängstlichen Gedanken machen wir uns Sorgen, mit ärgerlichen Gedanken Wut. Wir beschwören Depressionen herauf, indem wir die Zukunft schwarzsehen. Mit frohen Gedanken werden wir glücklich. Mit liebevollen Gedanken können wir die ganze Welt umarmen, sogar unsere Feinde. Gelassene Gedanken beruhigen uns.

Sie können es selbst ausprobieren. Wie müssen Sie über das Wetter denken, um sich zu ärgern? Sie können Sonnenschein mit Freude verbinden oder mit Angst, Regen mit Depressionen oder mit Glück. Sie müssen nur die richtigen Gedanken finden, um die entsprechenden Gefühle auszulösen.

Mit genügend Übung kann jeder lernen, mit seinen Gefühlen nach Belieben umzugehen.

Ihre Gefühle sind kein Hindernis mehr auf dem Weg zu Ihrem Wunschgewicht. Im Gegenteil: Sie können das Essen jetzt an den Rand Ihres Bewusstseins schieben und es nicht mehr in den Mittelpunkt stellen. Ihre Gedanken kreisen dann nicht mehr um die leckeren Lebensmittel im Kühlschrank, sondern sind auf anderes ausgerichtet.

Heißhunger lässt sich so neutralisieren. Sie nehmen ihn einfach wahr, aber konzentrieren sich nicht darauf. Stattdessen beschäftigen Sie sich mit einer Tätigkeit, die Ihre ganze Aufmerksamkeit erfordert. Dann verschwindet der Heißhunger aus Ihrem Bewusstsein. Zusätzlich können Sie Ihre ÄrztIn oder ErnährungsberaterIn fragen, wie Sie von vornherein vermeiden, dass er überhaupt auftritt oder was Sie essen sollten, wenn es doch dazu kommt. Jedenfalls ist das Gefühl von Heißhunger kein Grund, den Kühlschrank leer zu essen.

Lebensmittel sind vollkommen neutral. Sie provozieren kein Verlangen. Erst Gedanken wie »Ich brauche jetzt unbedingt ein großes Eis« rufen das scheinbar unbezwingbare Bedürfnis hervor.

Appetit führt nicht automatisch zum Essen. Man kann ihn ignorieren oder steigern, je nachdem welche Gedanken man daran knüpft.

Machen wir ein kleines Experiment. Vielleicht lässt Sie allein schon das Wort »Appetit« an etwas Leckeres denken. Sonst können Sie dem nachhelfen. Sehen Sie etwas vor sich, was Sie sehr gerne essen. Haben Sie es? Duftet es nicht wunderbar? Denken Sie an den köstlichen Geschmack, der sich entfalten wird, wenn Sie diese göttliche Speise Löffel für Löffel oder Stück für Stück in Ihren Mund schieben. Lassen Sie sich Zeit dabei. Merken Sie, wie Ihr Verlangen danach mehr und mehr zunimmt.

Und jetzt sehen Sie, wie ein paar dicke Fliegen, die gerade noch auf Fäkalien gesessen haben, über Ihre Lieblingsspeise krabbeln. Das ist jetzt ziemlich gemein, doch ich möchte Ihnen drastisch vor Augen führen, wie Ihnen mit den entsprechenden Gedanken schlagartig der Appetit vergeht. Stimmt's?

Sie brauchen sich das Essen nicht zu verleiden, um abzunehmen. Sie können Versuchungen einfach widerstehen, indem Sie daran denken, wie Ihr Selbstvertrauen wächst, wenn es Ihnen gelingt, so zu handeln, wie Sie es sich vorgenommen haben. Sie merken, dass Sie sich auf sich verlassen können. Führen Sie sich wiederholt die Vorteile vor Augen, die mit Ihrem Wunschgewicht verbunden sind.

Jeder Entscheidung geht ein Kalkül voraus. Wenn Sie wissen, dass es Ihnen später leidtun wird, dem Verlangen nachgegeben zu haben, dann verzichten Sie lieber auf den unmittelbaren Genuss. Wägen Sie ab, ob Ihnen die Nachspeise wichtiger ist als Ihr Wunschgewicht.

Es ist von entscheidender Bedeutung, ob Sie starke Gründe für Ihr Ziel haben. Sonst schaffen Sie es nicht. Es erscheint Ihnen

sonst sinnlos, an köstlichem Essen vorbeizugehen. »Was soll die Quälerei?«, fragen Sie sich und finden keine Antwort.
Wenn Sie dagegen wissen, wofür Sie neue Essgewohnheiten entwickeln, machen Sie es gerne. Sie bewerten Ihre Anstrengungen positiv. Deshalb fallen sie Ihnen leicht. Die Vorstellung von Ihrem Wunschgewicht beflügelt Sie und verleiht Ihnen fortwährend neue Kräfte. Indem Sie von Woche zu Woche die Erfolge sehen, steigt Ihre Freude über Ihre Zielstrebigkeit. Versuchungen widerstehen Sie immer müheloser, weil Sie die Erfahrung machen, dass es sich lohnt.

Kontrollieren Sie Ihre Gefühle, bevor diese Sie kontrollieren. Wie Sie das schaffen? Ändern Sie Ihre Gedanken, dann ändern sich auch Ihre Gefühle.

Allerdings gibt es eine Einschränkung dabei. Diese folgt aus der Unterscheidung zwischen Gedanken und Überzeugungen. Ein Gedanke ist jede Idee, die Ihnen durch den Kopf geht. Zu Überzeugungen werden dagegen nur die Gedanken, die Sie für wahr halten. Selbstverständlich glaubt man nicht an alle Gedanken. Jeden Tag haben wir unzählige Einfälle, Fantasien, Pläne, Wahrnehmungen und Meinungen. Einen Teil davon halten wir für richtig, den Tatsachen entsprechend, bei einem anderen ist uns selbst klar, dass wir danebenliegen oder es nicht ernst meinen.
Man kann leicht behaupten: »Ab morgen nehme ich ab«, ohne auch nur eine Sekunde daran zu glauben. Zyniker lieben es, ihre Mitmenschen zu verspotten, indem sie deren Überzeugungen lächerlich machen. Sie sagen: »Die Welt ist schön«, aber sie meinen das Gegenteil.

Wenn man seine Gefühle ändern will, muss man Gedanken finden, die den Tatsachen entsprechen und von deren Richtigkeit man überzeugt ist.

Bleiben wir bei dem Verlangen nach etwas Süßem. Nehmen wir an, dass Sie einen entsprechenden Impuls Ihres Körpers spüren. Vielleicht gehen Sie gerade an einer Konditorei vorbei. Egal, was gerade passiert: Erst indem Sie einen Anlass so interpretieren, dass Sie unbedingt eine Süßigkeit brauchen, entsteht ein Verlangen. Vorher ist es nur der Anblick eines Tortenstücks oder eine Körperempfindung. Auch die Idee: »Ich muss jetzt etwas Süßes essen« ist noch belanglos. Stellen Sie sich den Satz vollkommen langweilig gesprochen vor: »Ich – brauche – jetzt etwas – Süßes.« Dabei würden Sie eher einschlafen, als dass Sie Lust auf Schokolade verspüren. Anders ist es, wenn Sie absolut davon überzeugt sind, unbedingt Ihren Gaumen mit einem Stück Torte kitzeln zu müssen. In dem Moment steigt das Verlangen ins Unendliche.

Dabei muss es nicht bleiben. Sie können sich vom Gegenteil überzeugen. Dafür ist es nötig, dass Sie triftige Gründe finden. Ich könnte Ihnen jetzt einige nennen, möglicherweise würden die Sie jedoch nicht beeindrucken. Nur Sie selbst können sich in die eine oder die andere Richtung lenken.

Oft ist es der beste Weg, überhaupt nicht zu argumentieren. Sie akzeptieren einfach Ihr Verlangen und gehen an der Konditorei vorbei. Beobachten Sie, wie das Verlangen erst stärker und dann schwächer wird, bis es schließlich ganz vorüber ist.

Das ist alles. Einfacher geht es nicht. Falls Sie mir nun erzählen möchten, dass Sie dazu nicht in der Lage sind, glaube ich Ihnen das nicht. Es überzeugt mich nicht. Wenn Sie in der Lage sind, einen Fuß vor den anderen zu setzen, können Sie an den leckersten Torten vorübergehen, egal, wie stark Ihr Verlangen ist.

Dabei werden Sie eine interessante Erfahrung machen: Nach einiger Zeit nimmt Ihr Verlangen ab. Sie haben die Torte vergessen. Je öfter Sie erleben, dass Verlangen kommt und geht, ohne dass Sie es befriedigen müssen, desto leichter wird es, Ihre Gefühle nicht in ein entsprechendes Verhalten umzusetzen.

Gefühle werden generell überbewertet.

Vermutlich hat dies mit unserer Geschichte zu tun. Unsere Eltern- bzw. Großelterngeneration wurde zu Disziplin und harter Arbeit erzogen. Sie lernten zu gehorchen. Gefühle waren egal. Nachdem diese Generation dann für den Zweiten Weltkrieg mit all seinen Gräueln verantwortlich war, stellte man anschließend alles in Frage. Dadurch gerieten auch Tugenden wie Disziplin und Gehorsam in Misskredit. Zu Recht, denn man hatte sie für Verbrechen missbraucht. Ebenso wurde die Missachtung von Gefühlen kritisiert. Ebenfalls zu Recht, denn wenn die Menschen, die zu Tätern wurden, mehr Mitgefühl gehabt hätten, wären sie zu den Grausamkeiten nicht fähig gewesen. Fleiß, Disziplin und Gehorsam galten in der Folgezeit als Sekundärtugenden. Gefühle wurden in den Mittelpunkt des Bewusstseins gestellt.

Leider ist man dabei von einem Extrem ins andere geraten. Heute glaubt man, jedes Gefühl sehr ernst nehmen zu müssen. Man lässt die Emotionen sein Leben bestimmen, nicht immer zu seinem Vorteil. »Wie hast du dich dabei gefühlt?«, »Was hat das mit dir gemacht?«, fragen heute nicht nur TherapeutInnen bei jeder passenden und unpassenden Gelegenheit.

So komme ich zu der Aussage, dass Gefühle gegenwärtig überbewertet werden. Sie sind wichtig, aber sie sind nicht alles.

Wer sich allein nach seinen Gefühlen richtet, macht sich abhängig von ihnen. Derjenige wird zum Spielball seiner Launen.

So kann man es zurzeit häufig in der Kindererziehung beobachten. »Möchtest du einen Saft? Einen Kakao? Einen Tee? Eine Limonade? Ein Wasser?«, fragen die überfürsorglichen Eltern und zwischen ihnen steht ein Dreikäsehoch und brüllt mit hochrotem Kopf: »Ich will ein Eis!!!« Da sie befürchten, dass ihr Kind einen Schaden fürs Leben bekommen könnte, wenn sie diesen Wunsch nicht erfüllen, beeilen sich die Eltern, dem Verlangen dieses Zwergs so schnell wie möglich zu entsprechen.

Vor hundert Jahren wurden die Wünsche von Kindern ignoriert. Sie bekamen eine Tracht Prügel, wenn sie mit Nachdruck etwas verlangten.

Ich halte beide Erziehungsmethoden für verkehrt. Absolute Nachgiebigkeit wie rigorose Härte übermitteln einem Kind die falschen Botschaften.
Falls Sie nach der einen oder anderen Art oder abwechselnd nach beiden erzogen worden sind, werden Sie nicht umhin kommen, jetzt selbst den richtigen Weg zu finden.

Beachten Sie Ihre Wünsche, aber geben Sie nicht jedem Verlangen nach. Dann haben die Gefühle keine Macht über Sie, sondern bekommen eine gleichberechtigte Stimme neben Ihrem Verstand und Ihrem Körper. Kopf, Herz und Bauch bilden dann eine Einheit. Die Harmonie der drei wird Ihrem Gewicht guttun.

7

Achtsamkeit

Achtsam sein heißt, in der Gegenwart zu leben, bewusst wahrzunehmen, was gerade passiert, sowohl in der Außen- als auch in der Innenwelt.

Das ist schwieriger, als es sich im ersten Moment anhört, denn vieles tun wir, ohne uns dessen richtig bewusst zu sein. Wir folgen einfach unseren Gewohnheiten. So wie ein Flugzeug die meiste Zeit mit eingeschaltetem Autopilot fliegt, bewegen wir uns in unserer üblichen Routine. Aufstehen, duschen, frühstücken, zur Arbeit fahren: Das geht bei den meisten fast von allein. Wenn nichts Unvorhergesehenes geschieht, braucht man wenig Aufmerksamkeit dafür. Man nimmt nur halb wahr, was man tut. Stattdessen lebt man in seinen Gedanken, denkt an Dinge, die sich am Vortag ereigneten: den Fernsehfilm, die Telefonate und anderes mehr. Manchmal geht man noch weiter in die Vergangenheit zurück. Eine Musik im Radio löst Erinnerungen an eine Party vor vielen Jahren aus.

Oder man ist mit den Gedanken in der Zukunft. Während man mit einer Sache beschäftigt ist, denkt man bereits an die nächste. Man plant beim Autofahren das Wochenende, am Wochenende den Urlaub und im Urlaub die Zeit danach.

Das Leben ist für viele das, was passiert, während sie in Gedanken woanders sind.

Für das gegenwärtige Leben bleibt nicht mehr viel übrig, wenn man davon abzieht: den Schlaf, die Erinnerungen, die Zukunftsfantasien, das Lesen, Fernsehen, Radiohören, Internetsurfen, die Videospiele. Unterwegs sind viele mit ihrem Smartphone verkabelt, sodass sie von der Stadt und ihren Mitmenschen nur noch wenig mitbekommen.

Allerdings ist die Geistesabwesenheit kein Phänomen der modernen Zeit. Nach den Wundern, die sein Meister vollbringen könne, sagte ein Zen-Schüler bereits vor langer Zeit: »Wenn er isst, isst er. Wenn er geht, geht er. Und wenn er schläft, schläft er.« Versteht man unter Wunder einen Vorgang, der den gewöhnlichen Erfahrungen widerspricht, also ein Ereignis, welches

das Übliche weit übertrifft, dann ist mit diesen Worten in der Tat eines beschrieben; denn normalerweise tut man etwas anderes, wenn man isst. Man unterhält sich, läuft durch die Einkaufszentren, sieht einen Film oder hört Radio. Zumindest driftet man in Gedanken in irgendwelche Tagträume ab. Selten ist jemand ausschließlich auf das Essen, Trinken und Schmecken konzentriert.
Mit dem Gehen ist es nicht anders. Wer achtet schon darauf? Und wie ist es mit dem Schlafen? Anstatt wegzudämmern, wälzen sich nicht wenige unruhig von einer Seite auf die andere, gehen immer wieder dieselben Erinnerungen durch oder zählen Schäfchen. Dafür »schlafen« sie tagsüber. Sie sind mit ihren Gedanken ganz woanders, passen nicht auf, sondern träumen vor sich hin.

Es geht darum, aufzuwachen und wach zu bleiben. Nur wenn man weiß, was man tut, kann man tun, was man will.

Achtsamkeit beinhaltet wieder die beiden Grundfunktionen des menschlichen Geistes: wahrnehmen und lenken. Wer sich seiner Gedanken, Gefühle und Handlungen bewusst ist, weiß, was er tut. Dieses Gegenwärtigsein macht es möglich, sein Denken, Fühlen und Handeln nach Belieben fortzusetzen oder zu ändern. So kann man tun, was man will.
Der oben zitierte Zen-Schüler weist auf einen wichtigen Aspekt unseres Themas hin. Wenn sein Meister isst, isst er. Er richtet seine volle Aufmerksamkeit auf diesen Vorgang. Er weiß, wann er beginnt, was er isst, wie viel, wie es schmeckt und wann er aufhört. Erst danach beschäftigt er sich mit etwas anderem und lenkt sein Bewusstsein darauf.
Es ist ein Wunder, aber eines, das jeder vollbringen kann, zumindest mit einiger Übung.
Achten Sie während des Tages immer wieder ganz bewusst darauf, was Sie tun. Halten Sie inne und prüfen Sie, ob Sie auf dem richtigen Kurs sind. Falls Ja, fahren Sie fort. Falls Nein, ändern Sie die Richtung.

Es ist nicht nötig, dass Sie die ganze Zeit aufmerksam sind. Tagträume sind normal. Es genügt, aufzupassen, wenn es drauf ankommt. Das sollte beim Essen der Fall sein. Sonst nehmen Sie mehr zu sich, als für Ihr Wunschgewicht gut ist. Genießen Sie die Speisen. Lassen Sie sich Zeit. Hören Sie auf, bevor Sie Ihre bisherige Essensmenge erreicht haben. Das ist wichtig, damit Sie abnehmen. Jemand hat gesagt, es sei verrückt, ständig dasselbe zu tun und zu erwarten, dass sich etwas ändert. Das ist richtig. Achtsamkeit ist einer der Schlüssel zur Gewichtsabnahme. Mit ihrer Hilfe lässt sich das gewohnheitsmäßige, automatische Essen beenden.

Am Anfang kann es sehr hilfreich sein, aufzuschreiben, was man gegessen und getrunken hat. Dadurch stärkt man die Aufmerksamkeit.

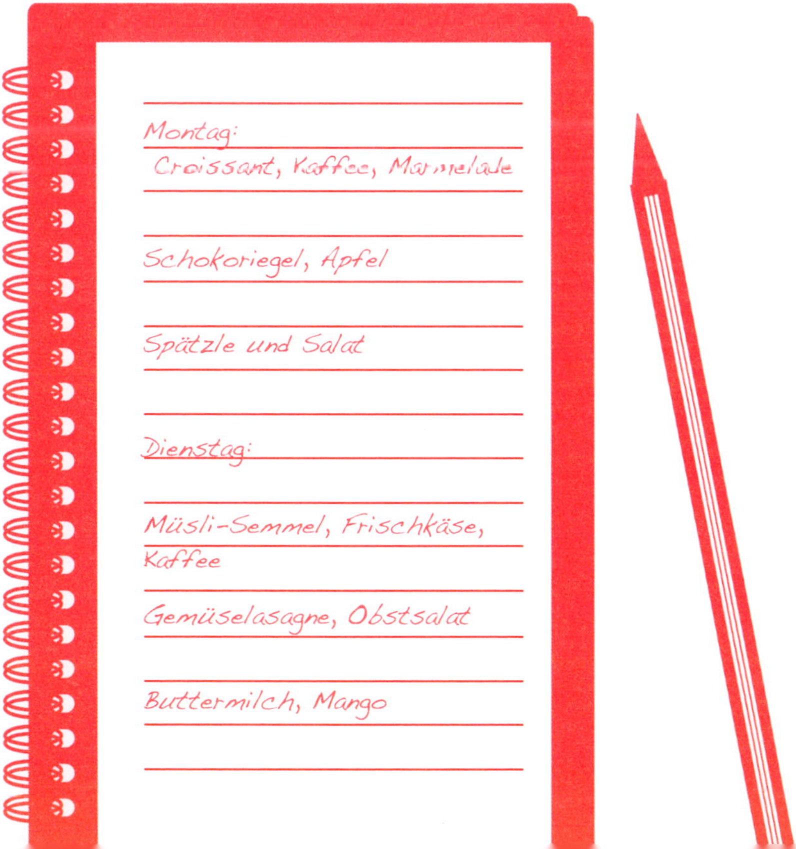

Viele sind sich überhaupt nicht klar darüber, was sie im Laufe des Tages konsumieren. Ein Keks hier, ein Glas Saft dort. Ein Stück Pizza in der Bahn, ein belegtes Brötchen zwischendurch. Nur wenige Häppchen, ein winziger Schluck: nicht der Rede wert. Und abends meint man dann, nur ein bisschen Obst, Gemüse und Salat gegessen zu haben.
Hier kann ein Protokoll für Aufklärung sorgen. Jedes Bonbon, jeder Kaffee wird sofort notiert. Besteht keine Gelegenheit dazu, holt man es so bald wie möglich nach.
Manche finden so ein schriftliches Feedback lästig. Man kann darauf verzichten, wenn man ein gutes Gedächtnis hat und auch so den Überblick über seine Ernährung behält.
Hinter dem Widerstand gegen schriftliche Aufzeichnungen kann allerdings mehr stecken. Wer sich dabei wie eine PolizistIn oder eine AufseherIn vorkommt, hat wahrscheinlich noch nicht die richtige Einstellung gefunden.
Es geht nicht um Kontrolle, sondern um Bewusstheit. Jede ambitionierte SportlerIn arbeitet Trainingspläne aus und führt ein Tagebuch über die Leistungen, um festzustellen, ob die persönlichen Vorgaben eingehalten wurden. Wenn man sieht, dass man regelmäßig Fortschritte macht, ist das sehr motivierend.
Auch Abweichungen vom ursprünglichen Plan sind sehr aufschlussreich. War das Vorhaben zu ehrgeizig? Stimmt die innere Einstellung nicht? Was muss ich ändern, damit weitere Fortschritte möglich werden?
Einige Studien haben gezeigt, dass ein solches Tagebuch für den Erfolg entscheidend sein kann. Die Gruppe, die sich von einer anderen nur dadurch unterschied, dass sie regelmäßig Feedback über ihre Fortschritte bekam, schnitt besser ab.

Mit mehr Achtsamkeit werden positive Veränderungen möglich.

Das erklärt auch, warum allein schon reine Beobachtungsaufgaben zu einer Veränderung des Verhaltens führen. Gibt man Menschen die Aufgabe, nur aufzuschreiben, was sie essen und trinken, ohne etwas zu ändern, kann man feststellen, dass sich viele schon in die gewünschte Richtung entwickeln. Oft ist es nur die natürliche Vergesslichkeit, dass man seine Vorsätze nicht einhält. Sobald man sich täglich daran erinnert, reicht die vorhandene Motivation in vielen Fällen aus, sich so zu entwickeln, wie man es möchte.

Negatives Verhalten braucht die Dunkelheit des Unbewussten, des Verdrängens, der Gedankenlosigkeit. Sobald der helle Strahl des Bewusstseins darauf gerichtet wird, beginnt eine Entwicklung zum Positiven hin. Das gilt ganz allgemein. Nicht zufällig hat der Buddha Unwissenheit als eine der Hauptursachen des Leidens benannt. Unwissenheit hat viele Formen. Eine davon ist Unachtsamkeit.

Sofern ein Mensch nicht übermüdet ist oder unter bestimmten Krankheiten leidet, gehört Achtsamkeit zu seinen natürlichen Eigenschaften. Sie ist also normalerweise bei jedem vorhanden. Wer dieses Buch lesen kann, verfügt in jedem Fall über genügend Beobachtungsgabe und Steuerungsfähigkeit, um sein Wunschgewicht zu erreichen.

8

Der Moment der Freiheit

Wir haben uns oben die Ausrede angesehen: »Ich bin nicht der Typ, der schlank sein kann. Meine Gene lassen das nicht zu. Ich war immer dick. Übergewicht ist mein Schicksal.«

Manche drücken dies auch anders aus: »Mir fehlt der Wille, abzunehmen. Ich glaube, es ist mir nicht gegeben, schlank zu sein. Sind wir überhaupt frei darin, unser Leben selbst zu bestimmen?«

Typ, Gene, Schicksal, Freiheit des Willens: Das sind schwere Geschütze, die da aufgefahren werden.

Was den Typus und die Gene angeht, habe ich dazu bereits Stellung genommen. Selbstverständlich unterscheiden sich Menschen in ihrem Körperbau. Ob man groß oder klein, breit oder schmal ist, hängt vom genetischen Programm ab, das man mitbekommen hat. Innerhalb gewisser Bandbreiten erreicht man eine bestimmte körperliche Ausdehnung. Höhe, Breite und Tiefe – die drei Dimensionen, die auch ein Kleiderschrank hat – sind bis zu einem gewissen Grad vorgegeben. Das bedeutet nicht, dass jemand dick sein muss. Einige werden immer breiter und fülliger sein als andere. (In der Länge nehmen auch Übergewichtige interessanterweise nicht zu!) Aber wie viel Gewicht jemand auflegt, ist genetisch nicht festgelegt, sondern hängt von seinem Essverhalten ab, und dieses ist steuerbar.

Wenn jemand sagt, ihm fehle der Wille abzunehmen, glaube ich das unbesehen. Ohne Motivation ist es unmöglich, sein Wunschgewicht zu erreichen. Schlank zu werden muss Priorität haben. Sonst isst man nach Lust und Laune.

Schwerwiegender ist die Frage, ob Menschen überhaupt einen freien Willen besitzen. Darüber sind ganze Bücher geschrieben worden. Erstens wäre ja denkbar, dass manche Menschen in ihrem Wollen frei sind und andere nicht. Zweitens könnte es sein, dass alle in einigen Fragen frei sind und nicht in anderen. Und um es noch komplizierter zu machen: Es wäre möglich, dass jeder Mensch in den einzelnen Bereichen unterschiedlich frei ist im Vergleich zu seinen Mitmenschen.

Ich werde die Frage nach dem freien Willen hier nicht philosophisch, sondern ganz pragmatisch beantworten.

Jeder dürfte einsehen, dass Willensfreiheit bestimmte Voraussetzungen hat. Solange jemand nicht weiß, welche Möglichkeiten es gibt, hat er keine Wahl. Beispielsweise muss ein Kind, das in einem Milieu aufwächst, in dem die Auseinandersetzungen mit Gewalt entschieden werden, erst lernen, dass man Konflikte auch anders austragen kann. Bevor es dies erkennt, wird das Kind sich mit hoher Wahrscheinlichkeit an seiner Umwelt orientieren und zuschlagen, wenn es sich angegriffen fühlt.

Was die Körperfülle angeht, so ist es nicht ungewöhnlich, dass ein Kind in einer Umgebung aufwächst, in der alle mehr oder weniger dick sind. Bevor es Wahlmöglichkeiten erkennt und einen eigenen Willen ausüben kann, wird es so gefüttert, dass es sich schon sehr früh an übergroße Portionen gewöhnt. Viel essen und dick sein ist dann »normal«. Trotzdem wird dieses Kind früher oder später mit anderen Kindern und Erwachsenen konfrontiert, die schlank sind. In dem Moment ist es nicht mehr selbstverständlich, übergewichtig zu sein. In der Tat fühlen sich manche Übergewichtige in der Gesellschaft von Schlanken nicht wohl, weil es sie mit der Frage konfrontiert, warum sie selbst so füllig sind.

Ramesh S. Balsekar vertritt in seinem Buch »Wo nichts ist, kann auch nichts fehlen« den Standpunkt, dass Menschen grundsätzlich keine Verantwortung tragen für die Welt, so wie sie ist. Es sei illusionär und egozentrisch anzunehmen, dass wir es seien, die die Dinge regeln. Trotzdem stellt er fest, dass es ohne Entscheidungen nicht gehe, und empfiehlt, sie so zu treffen, als ob man einen freien Willen habe. Man solle alle Folgen bedenken, die Alternativen betrachten und dann entscheiden.

Das erinnert mich an den Spruch: »Du kannst die Welt nicht ändern, aber es macht Spaß, es zu versuchen.« Mit dieser Einstellung sieht man das eigene Tun nicht so verbissen.

Vielleicht werden Sie nie so schlank, wie Sie es gerne hätten, aber wenn Sie es versuchen, könnte es sein, dass Sie mehr abnehmen, als Sie im Moment für möglich halten.

Gäbe es keine Willensfreiheit, wäre man logischerweise unfrei, das heißt, gezwungen, sich so zu verhalten, wie man es tut. Deshalb ist es sehr aufschlussreich, sich anzusehen, was die Psychologie über Zwangsverhalten weiß.

In seinem Buch »Zwangshandlungen und wie man sich davon befreit« nennt Jeffrey M. Schwartz, Professor für Psychiatrie an der UCLA School of Medicine, u. a. folgende Denk- und Verhaltensprobleme:

- Zwangsgedanken über Schmutz und Verseuchung
- Abergläubische Ängste
- Zwangsgedanken mit sexuellem oder aggressivem Inhalt
- Reinigungs- und Waschzwänge
- Das Bedürfnis nach Symmetrie und vollkommener Ordnung um einen herum
- Sammel- und Kontrollzwänge.

Für die Betroffenen ist ihr Verhalten oft sehr belastend. Sie stehen selbst vor einem Rätsel, warum sie derart bizarre Rituale veranstalten; denn ihnen ist durchaus bewusst, dass keine Notwendigkeit besteht, beispielsweise hundertmal zu kontrollieren, ob der Küchenherd auch wirklich ausgestellt ist.
Früher wusste man nicht, wie man Menschen mit Zwangsverhalten helfen konnte. Die Krankheit galt als unheilbar. Das hat sich geändert. Schwartz und andere haben in verschiedenen Studien nachgewiesen, dass die PatientInnen lernen können, den Zwangsimpulsen nicht nachzugeben und sich auf diese Weise von ihnen zu befreien.

Der Erfolg stellt sich durch vier Schritte ein:

1. Die Gedanken und das Verhalten zutreffend zu benennen, als Gedanken- und Handlungszwänge.

Schwartz: »Der Schlüssel zum Erfolg ist die Förderung Ihres unparteiischen Zuschauers, Ihrer Fähigkeit, aus sich herauszutreten und Ihre Handlungen bewusst zu beobachten.«

2. Die Ursache für das dringende Bedürfnis, sich zwanghaft zu verhalten, verstehen.

Im Gehirn liegt eine Fehlschaltung vor. Dadurch werden falsche Signale gesendet. Diese lösen die drängenden Empfindungen aus, die völlig sinnlos mit den Zwangsritualen beantwortet werden.

3. Das Verhalten ändern.

Indem man die Impulse anders deutet, nämlich als Ausdruck einer Störung, wird der Weg frei, anders darauf zu reagieren. Man folgt der Fünfzehn-Minuten-Regel: Eine Viertelstunde lang gibt man der Versuchung nicht nach, sondern beschäftigt sich intensiv mit etwas anderem, das möglichst wohltuend und erfreulich ist. Dabei stellt man fest, dass es möglich ist, sich erst zeitweise und dann für immer von dem Zwangsverhalten zu befreien. Nach den fünfzehn Minuten versucht man, sich noch einmal so lange abzulenken. Diese Strategie lässt sich immer mehr ausweiten.

4. Die ersten drei Schritte wiederholen und dadurch stärken.

Die Symptome richtig einordnen, die Realität verstehen, die drängenden Impulse neu bewerten, die Beobachterposition einnehmen, den Geist kräftigen, die Aufmerksamkeit auf etwas Konstruktives lenken, sich anders verhalten, dadurch die Schaltungen im Gehirn ändern und sich immer mehr von den Zwängen lösen.

Wenn es möglich ist, sogar scheinbar unüberwindbare Zwänge zu beseitigen, dann ist es umso leichter, geringere Fesseln abzulegen.

In der Psychologie setzt sich immer mehr die Erkenntnis durch, dass es keine festen Grenzen zwischen neurotischem und normalem Verhalten gibt. Die »Verrückten« tun das, was die »Normalen« machen, nur öfter, länger und intensiver. So gehören Ängste, Depressionen und Ärger zum Leben selbstverständlich dazu. Erst wenn man sich vor Angst nicht mehr traut, die Wohnung zu verlassen, spricht man von einer psychischen Störung. Ab und zu deprimiert zu sein ist vollkommen normal. Erst wenn man ernsthaft überlegt, sich umzubringen, ist therapeutische Hilfe dringend erforderlich. Jeder ärgert sich, gelegentlich auch sehr stark. Doch solange man nicht Amok läuft, ist man kein Fall für den Psychiater.

Ebenso fließend ist die Grenze zwischen zwanghaftem und normalem Essen. Selbst Schlanke überessen sich, wenn es besonders gut schmeckt.

Interessant finde ich in den Ausführungen von Schwartz den Zusammenhang zwischen der Materie (dem Gehirn) und dem Geist (den Gedanken). Die Zwänge spiegeln sich auf der körperlichen Ebene. Gehirnbahnen, die häufig benutzt werden, sind dicker als solche, die selten gebraucht werden. Durch die Umstellung auf andere Gedanken verändert sich das Gehirn. Die breiteren Nervenstränge werden mangels Nutzung dünner und die neuen, immer öfter eingesetzten, werden dicker. Insofern ist die Redewendung »neues Denken und Verhalten anbahnen« buchstäblich richtig.

Dass das Bewusstsein die erforderlichen Gehirnstrukturen schafft, ist eine wegweisende Erkenntnis.

Aus meiner Sicht sind jedoch viele Erkenntnisse der modernen Gehirnforschung nicht wirklich neu: Sie bestätigt nur Zusammenhänge, die sehr bewusste Menschen schon vor Jahrtausenden formuliert haben. Dennoch machen die neuen bildgebenden Verfahren, mit deren Hilfe das Gehirn vermessen und fotografiert werden kann, es einer breiten Öffentlichkeit möglich, alte, spirituelle Weisheiten nachzuvollziehen. Das sehe ich durchaus als Fortschritt. Deshalb gleich noch eine Erfahrung, die die Gehirnforscher bestätigt haben.

Bevor ein Impuls einem Menschen bewusst wird, ist im Gehirn bereits eine Veränderung messbar. 0,5 Sekunden vor der Bewegung zeichnet sich im Hirn eine Aktivität ab. Sie wird uns aber erst 0,2 Sekunden vor der Handlung bewusst. Daraus ziehen manche den falschen Schluss, dass wir vom Unbewussten gelenkt werden und nicht wirklich frei in unseren Entscheidungen sind. Richtig daran ist, dass die Impulse einsetzen, bevor wir sie wahrnehmen. Das Unbewusste reagiert drei Zehntel vor dem Bewusstsein. Viel interessanter erscheint mir jedoch die Zeit zwischen der Wahrnehmung des Handlungspotenzials und der tatsächlichen Ausführung der Tat. Diese zwei Zehntelsekunden beinhalten den Moment der Freiheit. Ein Impuls muss nicht ausgeführt werden. Jeder, der einigermaßen bewusst ist, weiß das. Es juckt einen in den Fingern, den Chef an der Jacke zu packen und ihm einmal gründlich die Meinung zu sagen. Man möchte vor Angst weglaufen, geht dann aber doch zur Abschlussprüfung.

Was im Gehirn abläuft, ist Folgendes: Menschen sind Gewohnheitstiere. Wir neigen dazu, das zu denken, was wir schon immer gedacht haben, und das zu tun, was wir seit langem machen. Deshalb sind Vorurteile so hartnäckig und Verhaltensänderungen so schwer. Das Gehirn spiegelt diesen Umstand wider.

Die kleinen grauen Zellen bereiten das gewohnte Verhalten vor, das wir in einer bestimmten Situation immer zeigen. Dann kommt jedoch ein Moment, wo wir innehalten können, vorausgesetzt unser Geist ist wach.

In diesem gegenwärtigen Augenblick haben wir die Möglichkeit, uns bewusst anders zu entscheiden als gewöhnlich.

Eine Szene aus dem Film »Die sieben Samurai« von Akira Kurosawa veranschaulicht das sehr schön. Zur Verteidigung eines Dorfes gegen Banditen sucht ein erfahrener Samurai sechs Mitstreiter, die den Widerstand der Bevölkerung organisieren sollen. Als Test für die möglichen Kandidaten hat er sich ausgedacht, dass er sie von einer Hütte aus bittet einzutreten, um mit ihnen zu sprechen. Hinter der Tür lauert jedoch ein Helfer, der die Auserwählten mit einem Knüppel angreifen soll.

Der Erste betritt die Hütte und erhält, da er nicht aufgepasst hat, einen Schlag auf den Kopf. Der zweite reagiert so schnell, als er eintritt, dass der den Angreifer abwehren kann. Der dritte Kandidat macht einen Schritt auf die Hütte zu, hält dann inne, bleibt stehen und fragt: »Was soll das?« Intuitiv hat er die Gefahr erkannt. Er erspart sich dadurch den Schlag, aber auch den Kampf.

Die Kandidaten symbolisieren die drei Stufen des Bewusstseins. Der erste hat seinen Geist ausgeschaltet und macht sich damit zum Opfer. Der zweite reagiert spät, aber noch rechtzeitig. Am besten macht es der letzte. Mit wachem Geist ahnt er die Gefahr und begegnet ihr, bevor etwas passieren kann.

Übertragen auf den Moment der Freiheit bedeutet dies, dass er für den Ersten nicht zu existieren scheint. Für den zweiten ist er lang genug, um noch zu reagieren. Der Erfahrenste unter den dreien hat alle Zeit der Welt. Er ist der Einzige, der seine Freiheit in vollem Umfang nutzt. Er kann stehenbleiben, umkehren, kämpfen, den anderen zur Rede stellen – was immer er will.

Fassen wir die bisherigen Überlegungen zusammen: Aufgrund langer Gewohnheitsbildung besteht eine Tendenz, alte Verhaltensweisen fortzusetzen. In bekannten Situationen sendet das

Gehirn genau die Impulse, die geeignet sind, wie üblich zu reagieren. Diese Vorgänge laufen prinzipiell unbewusst ab. Wenn eine Person sich nicht entschließt, in diese Abläufe einzugreifen, passiert das, was immer passiert. Von außen gesehen wirkt das Verhalten zwanghaft, und es mag auch demjenigen selbst so vorkommen. Von Willensfreiheit scheint es keine Spur zu geben. Anders jedoch, wenn die Person aufmerksam ihre Gedanken und Handlungen beobachtet. Dann kann sie jederzeit in das Geschehen eingreifen, den Ablauf stoppen und in eine andere Richtung lenken. Es ist egal, ob man – bildlich gesprochen – den Knüppel bereits auf den Kopf bekommen hat, ihn herannahen sieht und gerade noch abwehrt oder das Problem bereits aus der Ferne erkennt.

Es besteht jederzeit die Möglichkeit, die üblichen Verhaltensweisen nicht so fortzusetzen wie bisher. Aber dafür muss man sehr aufmerksam sein. Im Halbschlaf agiert man wie ein Roboter.

Entsprechend kann man sein Essverhalten zu jedem Zeitpunkt bewusst steuern. Hat man schon Berge von Vor- und Hauptspeisen verdrückt, kann man immer noch auf das Dessert verzichten. Falls man früher merkt, dass man dabei ist, zu viel zu konsumieren, steht es einem frei, einen Teil der Speisen auf dem Teller zu lassen. Ist man noch aufmerksamer, überlegt man sich von vornherein, wie viel man essen will, und hält sich daran. Jedenfalls kann niemand behaupten, gezwungen zu sein, mehr zu essen, als ihm guttut.

Einen letzten Punkt gilt es zu beachten, der in diesem Buch schon mehrfach angeklungen ist:

Neues Verhalten ist von komischen Gefühlen begleitet. Man fühlt sich unsicher, fremd. In Wirklichkeit ist es nur – ungewohnt.

Der Übergang von altem zu neuem Verhalten vollzieht sich in vier Phasen.

1. Phase: Kopf und Bauch stimmen überein. Man handelt so, wie man es seit geraumer Zeit macht. Das Verhalten ist einem vertraut. Es fühlt sich normal an. Es scheint richtig zu sein. Alles ist gut.

2. Phase: Man beschließt, ein bestimmtes Verhalten zu ändern, in unserem Fall weniger zu essen bzw. einige Speisen durch andere zu ersetzen.
Das ist zunächst eine reine Entscheidung des Kopfes. Hier beginnt das Abnehmen. Nur der Bauch braucht noch Zeit, sich an das Neue zu gewöhnen.

Der freie Wille hat einen Preis: Kopf und Bauch gehen eine Zeit lang in getrennte Richtungen. Das kommt einem sonderbar vor.

PsychologInnen sprechen von kognitiver Dissonanz. Sie verursacht ein Gefühl, das man unbequem, komisch oder fremd nennen kann. Es ist unvermeidbar. Durch diese Phase muss jeder hindurch, der etwas Neues beginnt.

Leider schrecken die meisten vor diesem Gefühl zurück, weil sie es falsch deuten. Sie meinen, weil es sich verkehrt anfühlt, seien sie auf dem falschen Weg. Das stimmt aber nicht. Im Gegenteil: Dieses merkwürdige Gefühl signalisiert einem, dass man tatsächlich angefangen hat, sich zu ändern.

Falls sich kein Missbehagen einstellt, empfindet man es entweder nicht so stark – denn es ist nicht wirklich schlimm – oder man hat in Wirklichkeit noch nichts Wesentliches geändert.
Einen kleinen Eindruck des Unbehagens, das durch etwas Neues ausgelöst wird, bekommen Sie durch das folgende Experiment: Verschränken Sie bitte die Arme vor der Brust. Jeder hat ein be-

stimmtes Muster, dies zu tun. Entweder legt man den linken Arm über den rechten oder umgekehrt. Dann nehmen Sie die Arme wieder herunter und wiederholen das Gleiche noch einmal mit dem Unterschied, dass Sie nun die Arme andersherum übereinanderlegen. Möglicherweise stellen Sie fest, dass Sie dazu nicht gleich in der Lage sind. In diesem Fall schauen Sie sich bitte erst einmal genau an, wie Sie normalerweise die Arme verschränken. Wo platzieren Sie die rechte Hand und wo die linke? Welcher Arm liegt unten, welcher oben? Wenn Sie sich das bewusst gemacht haben, ist es einfacher, die Arme in umgekehrter Weise vor der Brust zu verschränken.

Ihre Essgewohnheiten umzustellen, wird Ihnen so manches Mal ähnliche Probleme bereiten wie dieses kleine Experiment. Sie werden sich genauer anschauen müssen, wie Sie sich eigentlich ernähren, um es dann bewusst ändern zu können.

So weiterzumachen wie gewohnt ist leichter. Eingefahrene Muster zu verändern ist am Anfang ein bisschen verwirrend. Es wäre jedoch ein schwerer Fehler, von den anfänglichen Schwierigkeiten und den ungewohnten Gefühlen, die eine Veränderung begleiten, darauf zu schließen, dass die Entscheidung für das Wunschgewicht verkehrt war. Emotionen lassen keine sicheren Schlüsse zu. Ängste bedeuten nicht unbedingt, dass man in Gefahr ist. Es kann ein Fehlalarm sein. Ärger signalisiert einem nicht zuverlässig, dass es einen Grund gibt, sich aufzuregen. Mutlosigkeit und Verzweiflung können auf Missverständnissen oder falschen Prognosen beruhen. Die Zukunft muss nicht so schwarz werden, wie man sich das denkt. Emotionen sind oft mehrdeutig. Man braucht auch den Kopf, um herauszufinden, was richtig und falsch ist.

Rechnen Sie also mit dem Gefühl des Ungewohnten, wenn Sie Ihr neues Essverhalten beginnen. Begrüßen Sie es. Es ist ein gutes Zeichen!

3. Phase: Man setzt das neue Verhalten konsequent fort. Kopf und Bauch nähern sich einander an. Das komische, neuartige

Gefühl wird schwächer. Es nimmt allerdings nur ab, wenn man unbeirrt weitermacht.

4. Phase: Kopf und Bauch stimmen wieder überein. Das neue Verhalten ist zur Gewohnheit geworden. Würden Sie jetzt zu Ihrer alten Verhaltensweise zurückkehren, käme Ihnen diese eigenartig vor. Sie ist Ihnen fremd geworden. Allerdings käme sie Ihnen nicht ganz so unbekannt vor wie etwas vollkommen Neues; denn sie ist eine alte Bekannte aus vergangenen Zeiten. Man kennt sich irgendwie noch. Gewohnheiten gewinnt man lieb. Egal, ob sie einem nützen oder nicht. Das ist der perverse Reiz des Rauchens oder des Überessens: Es scheint einem anfangs zu fehlen, wenn man damit aufhört. Gewohnheiten werten nicht. Sie führen nur aus. Allenfalls vermitteln sie eine trügerische Sicherheit. Nur der Kopf und das Herz können einem den Weg weisen. Der Bauch ist in dieser Hinsicht leider ein schlechter Ratgeber. Wenn man dies weiß, sind Veränderungen einfacher.

Der Moment der Freiheit ist kostbar. Er liegt in der Gegenwart. Nur ein aufmerksamer Geist erkennt ihn.

9

Der Anfang

Schieben Sie das Abnehmen nicht auf. Fangen Sie gleich bei der nächsten Mahlzeit an.

Wenn Sie dieses Buch lesen, um Ihr Wunschgewicht zu erreichen, dann ist es wichtig, dass Sie mit den ersten kleinen Veränderungen beginnen, bevor Sie die Lektüre beenden.

Überlegen Sie, was Sie sofort tun können.

Hier einige Vorschläge:

- **Schreiben Sie alles auf, was Sie essen und trinken.**

Notieren Sie auch die Menge. Sobald Sie wissen, wie viel Sie zu sich nehmen, können Sie anfangen, kontinuierlich etwas weniger zu konsumieren.
Der Vorteil dabei ist, dass Sie Ihre Ernährung nicht umstellen müssen, sondern einfach weniger von dem essen, was Ihnen schmeckt.

- **Essen Sie langsamer.**

Dadurch essen Sie automatisch bewusster und wahrscheinlich auch weniger. Ein verbreitetes Problem unserer Zeit ist Fast Food. Take-aways (Essen zum Mitnehmen) und To-gos (meistens Getränke, die man im Gehen hinunterstürzt) sind auch nicht viel besser, weil sie alle das schnelle, unbewusste Essen nebenbei und zwischendurch fördern. Fast Food bedeutet wörtlich schnelles Essen. Es muss nicht unbedingt vom Schnellimbiss oder Lieferservice kommen. Fast Food sind typischerweise fettige und/oder süße Speisen, die man oft allein mit den Fingern in kurzer Zeit vertilgen kann. Doch selbst der grüne Salat wird mit der falschen Einstellung zum Fast Food.
Also essen Sie langsam, egal, was es ist. Kauen Sie die Speisen gründlich. Machen Sie Pausen. Vermeiden Sie es, unterwegs eine »Kleinigkeit« zu kaufen, um sich zu »stärken«.

- **Essen Sie weniger.**

Das geht immer und überall. Wenn Sie sonst zwei Hamburger bestellen, nehmen Sie einen. Falls einer ihr Maß ist, lassen Sie die Hälfte liegen.

Manche glauben, es sei sündhaft, Essen wegzuwerfen. Das ist eine schädliche, irrationale Überzeugung. Keinem einzigen hungernden Kind in Afrika geht es besser, weil Sie aufessen. Wenn Sie den Armen helfen wollen, spenden Sie einer Hilfsorganisation Geld oder arbeiten Sie dort aktiv mit. Indem Sie immer mehr zunehmen, beseitigen Sie nicht den weltweiten Hunger.

Ich habe noch nie verstanden, warum jemand darüber stöhnt, dass die Portionen in Restaurants zu groß seien. Wo steht denn geschrieben, dass man das alles aufessen muss? Es ist ein Angebot. Man nimmt, so viel man mag. (Zu kleine Mengen sind übrigens auch kein Problem. Man bestellt in diesem Fall einfach mehr.)

Lassen Sie sich nicht vom Koch vorschreiben, wie viel Sie essen.

- **Essen Sie zu Hause nur noch am Küchentisch, während der Arbeit nur noch in der Kantine.**

Dadurch erhöhen Sie ebenfalls Ihre Bewusstheit. Keine Snacks, keinen Wein, kein Bier auf der Couch beim Fernsehen, kein Brötchen zwischendurch bei der Arbeit, kein Eis auf dem Weg nach Hause. Wenn Sie abgelenkt sind, merken Sie kaum, was und wie viel Sie konsumieren.

Dies sind nur Vorschläge. Falls Sie bessere Ideen haben, wunderbar! Setzen Sie sie noch heute um.

Am wichtigsten ist es, dass Sie begreifen, dass es nicht die Lebensmittel sind, die Sie dick machen. Ihre bisherigen Essgewohnheiten haben dazu geführt, dass Sie übergewichtig sind. Ihr Denken bestimmt Ihre Essgewohnheiten. Mithilfe Ihres Bewusstseins können Sie Ihr Denken ändern.

Schlanke essen Kartoffeln, Nudeln, Reis, Kuchen. All die Nahrungsmittel, die angeblich dick machen. Warum sie trotzdem

nicht zunehmen? Diese Frage können Sie selbst beantworten, wenn Sie dieses Buch bis hierher aufmerksam gelesen haben.
Egal, was und wie Sie essen: Die Hauptsache ist, dass Sie sofort irgendetwas ändern. Warten Sie nicht, bis Sie mehr Informationen haben.

Es gibt keine Wunderdiäten. Allen Diäten ist gemeinsam, dass sie die Zahl der Kalorien reduzieren. Keine Diät passt zu jedem. Wer zum Beispiel keinen Fisch mag, wird mit einer fischlastigen Diät niemals glücklich werden.

Ich vermeide in diesem Buch das Wort »Diät«, weil es für die meisten so klingt, als ob sie in Zukunft ExpertInnen benötigen, um so zu essen, dass sie gesund und schlank bleiben. Es hört sich außerdem an wie eine Strafe Gottes für die Sünden übermäßigen Essens. Deshalb liegt der nächste Gedanke nahe: Wann habe ich genug gebüßt? Wann darf ich wieder normal essen? Wann darf ich wieder das auf den Tisch stellen, was mir schmeckt?
Dieser Ansatz ist von Anfang an zum Scheitern verurteilt. Besser ist es, wenn Sie sich an einfachen, praktischen Grundsätzen orientieren:

Essen Sie, was Sie mögen und was Sie leicht zubereiten können.

Auf Dauer werden Sie sich sowieso so ernähren, wie es Ihnen persönlich zusagt. Alles andere wäre reiner Masochismus. Und auch wenn Sie mal nicht zu Hause essen, sollten Sie eine Liste von Lebensmitteln im Kopf haben, die praktisch überall verfügbar sind und Ihre Ziele unterstützen. Äußern Sie Ihre Wünsche. Viele Restaurants sind bereit, sich nach Ihren Bedürfnissen zu richten. Egal, was angeboten wird: Sie haben immer die Möglichkeit, nur so viel zu essen, dass Sie auf Kurs bleiben. Die Menge macht den Unterschied.

- **Greifen Sie auf positive Erfahrungen zurück, die Sie in der Vergangenheit mit dem Abnehmen gemacht haben.**

Was einmal geklappt hat, funktioniert meist auch ein zweites Mal.

- **Ernähren Sie sich möglichst gesund.**

Was für Sie persönlich gesund ist, sagt Ihnen Ihr Körper. Leider gibt es kein Ernährungsbuch, das speziell für Sie geschrieben wurde. Ernährungsstudien sind nur bedingt aussagekräftig, weil Ihr Organismus einmalig ist.

Ich habe vor Jahren an einem Kochkurs teilgenommen. Die Leiterin erzählte uns freudig, dass sie gerade von einer Ausbildung käme und uns die neuesten Erkenntnisse der Ernährungswissenschaften präsentieren könne. Selten war mir so übel wie nach dem Essen, das wir dann zubereitet haben.

Eine andere Erfahrung: Als ich einen Arzt fragte, was er mir raten könne zu essen, sagte er mir, das müsse ich selbst herausfinden. Ich war enttäuscht und hielt ihn für unfähig. Im Nachhinein muss ich sagen, dass dies einer der besten Ratschläge war, die ich bekommen habe. Als ich mich entschloss, auf meinen Körper zu hören, ging es mir immer besser.

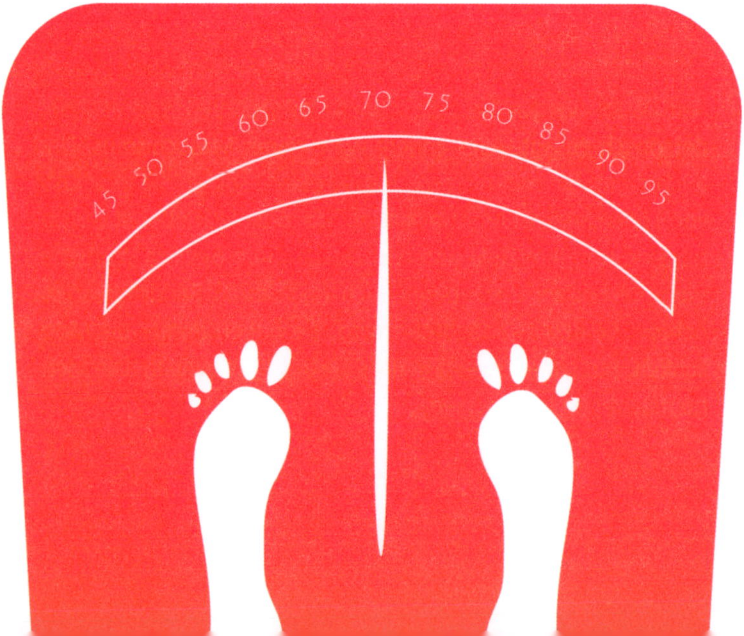

Die bei uns angebotenen Lebensmittel sind nicht giftig. Anders als in früheren Zeiten kommt es höchst selten vor, dass jemand nach einem Essen stirbt, weil es verdorben war. Deshalb ist es relativ leicht, sich gesund zu ernähren. Eine abwechslungsreiche Kost dürfte für die meisten die beste Wahl sein.

Achten Sie darauf, was Ihnen Ihr Körper sagt. Worauf hat Ihr Magen Appetit? Wie fühlen Sie sich nach dem Essen? Munter oder müde? Wie wirkt sich Ihre tägliche Ernährung auf Ihr Körpergewicht aus?

- **Probieren Sie so lange,** bis Sie durch Versuch und Irrtum herausgefunden haben, was Sie tun müssen, um Ihr Wunschgewicht zu erreichen und sich dabei rundum wohl zu fühlen.

Das ist alles. Essen und Trinken sind keine hochkomplizierten Wissenschaften. Es gibt Hunderte, wenn nicht Tausende Koch- und Diätbücher, die Sie alle nicht kennen müssen, um abzunehmen.

Sie haben keine Anleitung gebraucht, um etwas rundlich zu werden, sondern selbst herausgefunden, wie das geht. Es hat eine Zeit lang gedauert und vielleicht haben andere Ihnen dabei geholfen. Aber Sie haben es geschafft und es war gar nicht so schwer. Genauso funktioniert das Schlankwerden. Es braucht eine Weile. Unterstützung kann hilfreich sein. Und es ist relativ einfach.

Wie viel Zeit müssen Sie einplanen, bis Sie Ihr Wunschgewicht erreichen? Ändern Sie Ihre Einstellung und Ihre Essgewohnheiten. Dann werden Sie abnehmen. Setzen Sie Ihre neuen Essgewohnheiten fort und Sie bleiben schlank. Diesmal ist es keine Diät. Wie lange es dauert, ist deshalb im Grunde genommen egal.

Sie brauchen nicht täglich auf die Waage zu steigen. Sie merken es auch so: an der Kleidergröße, am Gürtel, im Spiegel, am Körpergefühl.
Alles, was Sie tun müssen, ist zu beschließen, dieses eine Mal (Mahl!) anders zu essen. Und beim nächsten Mal genauso. Auf diese Weise erreichen Sie mühelos, Schritt für Schritt, Mahlzeit für Mahlzeit, Ihr Wunschgewicht. Kein Aufschieben mehr. Nur heute, jetzt, dieser Augenblick zählt.

Wann ist der beste Zeitpunkt, Ihre neuen Einsichten in die Tat umzusetzen? Bei der nächsten Mahlzeit!

10

Die tägliche Wunschgewichts-Meditation

Das Buch geht seinem Ende zu, aber Ihr Weg beginnt jetzt erst richtig. Leider stellen die meisten LeserInnen Anleitungen wie diese nach der Lektüre ins Regal und machen so weiter, als sei nichts geschehen. Irgendwann kommt ein weiteres Buch und auch das landet neben den anderen. Die Hoffnung auf eine Änderung wird von einem Band auf den nächsten übertragen. So hat man das Gefühl, etwas zu tun, an seinem Problem »dran zu sein« . Dieser Eindruck täuscht jedoch.

Wissen ist Macht, heißt es. Das stimmt nicht. Erst die Anwendung des Wissens verleiht Macht.

Lernen ist ein Kampf gegen das Vergessen. Ohne ständiges Wiederholen bleibt nur ein Bruchteil der Informationen im Gedächtnis.
Auch das Abnehmen und spätere Halten des Gewichts ist ein Lernprozess. Dieses Buch hilft Ihnen, Ihr Ziel zu definieren, sich zu motivieren, selbstschädigende Überzeugungen zu revidieren, einen Plan zu machen und mit seiner Umsetzung zu beginnen.
Es könnte sein, dass die Motivation mit der Zeit nachlässt. Das Ziel und der Plan geraten zunehmend in Vergessenheit und die alten Überzeugungen bestimmen nach und nach wieder das Verhalten. Das ist normal, es sei denn, man sorgt dafür, dass Ziel, Plan, Motivation und zielfördernde Überzeugungen im Bewusstsein bleiben.

Was können Sie heute tun, um Ihr neues Denken und Essverhalten zu stärken?

Hier ein Vorschlag: Die tägliche Wunschgewichts-Meditation kann Ihnen helfen, auf Kurs zu bleiben. Meditation und Essen stehen im selben Verhältnis wie Training und Wettkampf beim Sport. Der Wettkampf ist der Ernstfall, das Training die Vorbereitung. Wer trainiert, hat es leichter, wenn es drauf ankommt. So ist es auch mit der Wunschgewichts-Meditation. Sie sind dadurch besser vorbereitet, wenn Sie Ihren Appetit stillen.

Die Wunschgewichts-Meditation besteht aus zwei Teilen.
Als Erstes üben Sie, Ihre Aufmerksamkeit auf etwas auszurichten und dabeizubleiben. Diese Fähigkeit brauchen Sie, wenn es darum geht, die Mahlzeiten so einzuhalten, wie Sie sie geplant haben.

Nehmen Sie sich 15 Minuten Zeit, um zu meditieren.

Wann und wo Sie üben, ist relativ egal. Hauptsache, Sie sind in dieser Zeit ungestört. Kein Handy. Niemand, der den Raum plötzlich betritt. Ob Baulärm von draußen an Ihr Ohr dringt, spielt keine große Rolle. »Störgeräusche« sind heute vor allem in Großstädten normal und tun der Meditation keinen Abbruch.
Setzen Sie sich so bequem hin, dass Sie Ihre Haltung während der Meditationszeit möglichst nicht verändern müssen.
Sie schließen die Augen, spüren Ihren Körper von den Füßen bis zum Gesicht und lassen alle Spannungen los.
Dann lenken Sie Ihre Aufmerksamkeit auf den Atem. Sie nehmen wahr, dass Sie ein- und ausatmen. Das ist alles. Sie verändern den Atem nicht, sondern beobachten ihn nur. Das Ziel der Meditation ist das entspannte, reine Wahrnehmen des Atems.

Falls Sie das Meditieren langweilig finden, bedeutet das, dass Sie nicht bei der Sache sind.

Gedanken (»Wie lange dauert das noch?«), Gefühle (Langeweile, Stress, angenehme Entspannung) und Empfindungen (Ihre rechte Wange juckt, draußen kreischen Kinder) sind okay. Sie machen sich die Ablenkungen bewusst und bringen Ihre Aufmerksamkeit zurück zum Atem.
Das Wachbleiben für fünfzehn Minuten ist – wie Sie feststellen werden – gar nicht so einfach, wie es scheint. Das Abdriften in Tagträume, ohne es zu bemerken, passiert leicht. Ab und zu werden Sie jedoch auch mal eine Pause zwischen den Gedanken und Emotionen entdecken, in der Sie nichts als Ihren Atem spüren. Werden Sie zum passiven Beobachter.

Jedes Mal, wenn Sie meditieren, wird es anders sein.

Mal mehr, mal weniger Achtsamkeit, immer neue Ablenkungen. Lassen Sie das zu. Wenn Sie auf innere und äußere Störungen heftig reagieren, verlieren Sie Ihr inneres Gleichgewicht. Einfach wieder den Ein- und Ausatem beobachten.

Vielleicht haben Sie schon verstanden, warum Ihnen die Meditation auf dem Weg zum Wunschgewicht so sehr helfen kann. Von jetzt an sollten Sie spontanes Essen und Trinken vermeiden. Planen Sie Ihre Mahlzeiten im Voraus, mindestens ein Essen vorab, besser den ganzen Tag oder sogar eine Woche. Dann können Sie zum einen entsprechend einkaufen und eventuell kochen. Zum anderen essen Sie nur das und so viel, wie Sie sich vorgenommen haben. Am Anfang ist das eine ziemliche Herausforderung. Seien Sie also realistisch bei Ihren Planungen.

Wie bei der Meditation werden Sie feststellen, dass dabei viele Gedanken (»Warum mache ich das überhaupt?«, »Nimm doch noch ein Stück mehr!«) und Emotionen (Frustration, Verlangen, Freude am Gelingen) auf Sie einstürmen. Nehmen Sie alles wahr, aber reagieren Sie nicht darauf. Kehren Sie zurück zu Ihrem Plan. Sie essen nur das und nur so viel, wie Sie sich vorgenommen haben.

Auch hier wird es mal besser und mal schlechter laufen. Lassen Sie sich weder von dem einen noch von dem anderen beeindrucken. Erfreuen Sie sich einfach an den Speisen und Getränken. Was bei der Meditation das Ein- und Ausatmen ist, ist beim Essen und Trinken das Kauen und Schlucken, das Schmecken und Genießen.

Verbote gibt es dabei nicht, außer denen, die Sie sich selbst auferlegen. Sie können beim Essen fernsehen oder Radio hören, sich mit Freunden unterhalten oder zum Fenster hinausschauen. Aber tun Sie es bewusst und lassen Sie sich dadurch nicht von Ihren Zielen abbringen.

Nachdem Sie Ihre fünfzehnminütige Atem-Meditation beendet haben, folgt der zweite Teil der Wunschgewichts-Meditation. Er dauert fünf Minuten und besteht seinerseits aus zwei Phasen. In der ersten stellen Sie sich vor, dass Sie Ihr Ziel erreicht haben. Sie sind so schlank, wie Sie es gerne sein möchten. Sehen Sie sich im Alltag mit Ihrer neuen Figur. Spüren Sie, wie leicht Sie sich bewegen, was Sie alles tun können. Fühlen Sie, wie sehr Sie sich darüber freuen. Wie Sie sich kleiden, wie andere Sie bewundern für Ihre erfolgreiche Veränderung. Und dass dies nun für immer Ihr Wunschgewicht ist. Keine Kämpfe mehr. Stattdessen eine bisher nicht gekannte Leichtigkeit des Seins. Sie fühlen sich wohl und es geht Ihnen gut.

Anschließend sehen Sie vor Ihrem geistigen Auge, wie Sie auf eine neue Weise essen und trinken. Sie staunen, wie leicht es Ihnen fällt, auf das Zuviel zu verzichten. Sie nehmen auf gesunde und positive Weise ab, im genau richtigen Tempo, zum größten Wohl aller. Es macht Ihnen sogar Spaß. Malen Sie sich die Einzelheiten so aus, wie es Ihnen am besten gefällt. (Wenn es Ihnen Mühe bereitet, dies spontan zu tun, schreiben Sie vorher ein kleines Drehbuch Ihrer Reise zum Wunschgewicht, dem Sie anschließend während der Wunschgewichts-Meditation folgen.)

Wie bei der Atem-Meditation müssen Sie hier mit Störungen rechnen, vor allem inneren.

Wenn Sie sich Ihr Wunschgewicht und den Weg dahin vorstellen, tauchen Ängste und Zweifel auf.

Sie werden vielleicht denken: »Das schaffst du nie«, »Das ist zu schön, um wahr zu sein«, »Das ist doch bloße Fantasie«, »Hör auf mit dem Unsinn« und vieles mehr. Diese Gedanken lösen negative Emotionen aus. Doch ganz egal, was während der Meditation hochkommt, lassen Sie es zu und wenden Sie sich wieder der Vorstellung Ihres Wunschgewichts und der entspannten und leichten Realisierung desselben zu.

Wenn Sie Zeiten gehabt haben, zu denen Sie schlank waren und sich wohlfühlten, erinnern Sie sich während des zweiten Teils der Meditation daran. Lassen Sie die schöne Vergangenheit vor

Ihrem inneren Auge wiederaufleben. Genießen Sie das Wohlbehagen, das Sie als schlanker Mensch einmal gekannt haben und wiedergewinnen können.

Sie üben mit dieser Meditation vielerlei:

- Die Vorstellung einer besseren Zukunft und das Erinnern schöner Zeiten motiviert Sie, diese zu wiederholen bzw. neu erstehen zu lassen.
- Den Ängsten und Zweifeln begegnen Sie auch im Alltag. Während der Wunschgewichts-Meditation lernen Sie, gelassen damit umzugehen und sich von Ihren Zielen nicht abhalten zu lassen.
- Sie erleben die Vorfreude auf Ihr Ziel.
- Angenehme Fantasien haben einen erholsamen und entspannenden Effekt. Sie bilden kleine Oasen im manchmal stressigen Alltag und wirken lange nach.
- Wenn Sie regelmäßig üben, bauen Sie einen physiologisch nachweisbaren Schutz gegen Stress auf.
- Sie erinnern sich täglich auf angenehmste Weise an Ihre Ziele, die einzelnen Schritte und die Motivation.
- Sie ermutigen sich, immer weiterzumachen, auch wenn es mal Rückschläge gibt.

Die Wunschgewichts-Meditation dauert nur ein paar Minuten. Mit kleinem Aufwand unterstützen Sie sehr wirksam Ihr Vorhaben, abzunehmen und schlank zu bleiben.

Noch ein Wort zu Rückschlägen: Niemand kann sich die ganze Zeit auf sein Ziel und die dafür notwendigen Schritte konzentrieren. Jeder hat mal einen schlechten Tag. Deshalb sind Fehler unvermeidlich. Eine andere Frage ist viel entscheidender: Wie lange braucht man, um wieder auf Kurs zu sein? Ein einmaliger Ausrutscher ist belanglos. Erst eine längere Rückkehr zu den alten Essgewohnheiten gefährdet das Wunschgewicht.

Nicht das Abkommen vom Weg ist das Problem, sondern, wie man damit umgeht. Nimmt man seine gelegentlichen Schwächen – wie es leider oft geschieht – zum Anlass, sich von seinem Ziel zu verabschieden? Oder nimmt man den Weg so schnell wie möglich wieder auf?

In der Wunschgewichts-Meditation lernen Sie, Störungen nicht wichtig zu nehmen. Sie wenden sich immer wieder dem Atem bzw. im zweiten Teil der Meditation der Visualisierung des Wunschgewichts zu. Sie trainieren, Ihre Aufmerksamkeit konsequent auf Ihr Ziel zu richten. Diese tägliche Übung kommt Ihnen beim Umgang mit Rückschlägen zugute. Sie machen sich bewusst, dass Sie vom Weg abgekommen sind, und kehren zu ihm zurück. Ihr »Meditationsobjekt« sind die neuen Essgewohnheiten. Sie stehen im Zentrum Ihres Bewusstseins.

Konzentrieren Sie sich auf Ihre Fortschritte, nicht auf vereinzelte Rückschritte.

Kleine oder größere Misserfolge werden oft dramatisiert. Man ergeht sich in Fantasien von ewiger Verdammnis. Entwickeln Sie ein neues Verhältnis zu Fehlschlägen. Stellen Sie sachlich fest, was Sie falsch gemacht haben und wie Sie denselben Fehler beim nächsten Mal vermeiden können. Das Abnehmen ist ein Lernprozess. Misserfolge gehören dazu. Sie bedeuten nicht, dass Sie es nicht schaffen werden. Machen Sie einfach unbeirrt weiter.

Die meisten stellen sich den Weg zum Ziel als gerade Linie vor. In Wahrheit verläuft er im Zickzack.

Die tägliche Wunschgewichts-Meditation dauert nur zwanzig Minuten (fünfzehn für die Atem-Meditation und fünf für das Visualisieren). Die kleine Investition lohnt sich mehr, als Sie im Moment vielleicht ahnen.

11

Über das Wunschgewicht hinaus

Indem Sie Ihr Wunschgewicht erreichen, können Sie eine Nachahmungswelle auslösen.

Vielleicht sind Sie der Erste bzw. die Erste in Ihrer Familie und im Freundes- oder Bekanntenkreis, die dieses Ziel erreicht. Damit geben Sie allen, die dasselbe wollen, ein positives Vorbild.
Jeder braucht solche Vorbilder, an denen er sich orientieren kann. Menschen lernen sehr stark durch Nachahmung. Ob man sich dessen bewusst ist oder nicht: Man gibt anderen immer ein positives oder negatives Beispiel. Deshalb werden Sie Ihre Umgebung durch Ihre Veränderung in jedem Fall beeinflussen.
Wenn Sie merken, dass jemand bereit ist, ebenfalls abzunehmen, geben Sie Ihre Erfahrungen und Informationen weiter. Sonst lassen Sie die anderen lieber in Ruhe. Nicht jeder leidet unter seinem Übergewicht. Manchen fehlt noch die Motivation oder die konkrete Bereitschaft, etwas für das Wunschgewicht zu tun. Das ist in Ordnung.

Wirken Sie durch Ihr Beispiel. Das ist überzeugender, als über Veränderungen zu reden.

Dieses Buch hat eine Botschaft, die über das Wunschgewicht weit hinausgeht.

Alles ist Ausdruck des Bewusstseins.

Das eigene Bewusstsein formt den Körper. Mehr noch: die Mimik und Gestik, die Gefühle, wie man sich kleidet, für welche Ziele man sich einsetzt, was man tut und unterlässt, welchen Beruf man wählt, wen man als PartnerIn aussucht, mit wem man seine Zeit verbringt, die Gestaltung der unmittelbaren Umgebung. Dies alles und noch viel mehr ist ein Spiegelbild des eigenen Geistes.
Es ist kein Zufall, wo Sie wohnen, was Sie arbeiten, mit wem Sie leben. Am Anfang stand immer eine Idee: »Ich ziehe nach München«, »Ich bleibe in Berlin«, »Ich werde Kaufmann«, »Ich

studiere Kunst«, »Aus mir wird nie etwas werden«, »Ich heirate X«, »Ich trenne mich von Y«, »Ich bleibe mit Z zusammen«.
Einerseits ist es manchmal schmerzlich zu erkennen, welche Entscheidungen man getroffen hat, wovon man nicht lassen will oder was man sich nicht traut. Das ist so hart, dass viele es nicht einmal wahr haben wollen und die Verantwortung für die eigenen Entschlüsse von sich weisen.
Die Kehrseite dieser mitunter bitteren Erkenntnis ist jedoch faszinierend:

Ändere dein Bewusstsein und du erreichst alles, was du willst.

Es gibt so viele Beispiele von Menschen, die irgendwann in ihrem Leben ganz aufgewacht sind aus ihrem Halbschlaf, gemerkt haben, dass ihnen ihr Leben so nicht gefällt und dass sie es um 180 Grad gedreht haben. Menschen, die unter den unglaublichsten Umständen überlebt haben, von so genannten unheilbaren Krankheiten genesen sind, sich von ihrer Armut befreit, Diktaturen gestürzt oder Hunger und Kriege beendet haben. Erfinder, die Flugzeuge, Computer, Glühlampen und Wassertoiletten entwickelt haben. Intelligente Geister, die Buchstaben, Alphabete und mathematische Systeme geschaffen haben. Architekten und Ingenieurinnen, die komfortable Wohnungen, Paläste, Kathedralen oder Bahnhöfe gebaut haben.
Da diese Kreationen zunächst unvorstellbar waren, zögere ich nicht zu sagen, dass der Geist alles erreichen kann.

Trauen Sie sich zu träumen, von Ihrem Wunschgewicht und einem besseren Leben. Wagen Sie es, konkrete Schritte zu unternehmen, um Ihren Träumen näher zu kommen.

Machen Sie den besten Gebrauch von Ihrem Potenzial. Überwinden Sie Ihre begrenzenden Überzeugungen und Verhaltensweisen - zu Ihrem Wohl und zum größten Nutzen aller.

Mögen Ihre Wünsche in Erfüllung gehen!

Register

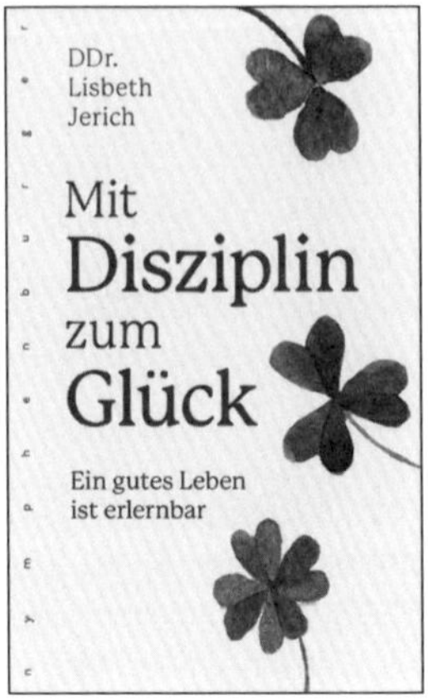

Glück ist kein Zufall!

„Jeder kann glücklich sein, wenn er nur will!“ lautet das Leitprinzip von Lisbeth Jerich, die sich in ihrer langjährigen Forschungs- und Psychotherapeutentätigkeit auf die Suche nach den Schlüsseln zum Glück gemacht hat. Die Autorin führt in sieben Geheimnisse für mehr Lebenszufriedenheit ein und leitet die Leser mithilfe vieler Übungen und praktischer Beispiele dazu an, ihr persönliches Lebensglück selbstbestimmt in die Hand zu nehmen. Mit etwas Disziplin und Durchhaltevermögen bekommt die persönliche Glücksspirale täglich neuen Schwung und sorgt für ein neues, befreiendes Lebensgefühl, das jede Mühe wert ist.

DDr. Lisbeth Jerich
MIT DISZIPLIN ZUM GLÜCK
160 Seiten · ISBN 978-3-485-02939-1
Auch als E-Book erhältlich

nymphenburger

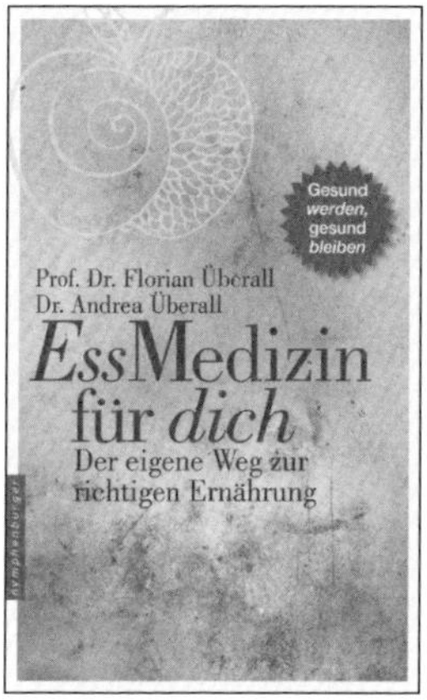

Die heilende Kraft gesunder Ernährung

Prof. Dr. Überall plädiert mit der *EssMedizin* für einen nachhaltigen Ansatz. Mit der richtigen Ernährung werden nicht nur ganzheitlich, sondern auch langfristig positive Effekte erzielt. In Kombination des Besten aus beiden Sphären – den Möglichkeiten der westlichen Fachmedizin und dem tiefen Wissen der tibetanischen Heilkunde – bietet der zweite Teil der *EssMedizin* konkrete Einsichten in die Gefahren der Übermedikamentierung, zeigt die wichtige Funktion des Magen-Darm-Traktes auf und erklärt, wie man den eigenen Weg zu einer heilsamen Ernährung findet.

Prof. Dr. Florian Überall & Dr. Andrea Überall
ESSMEDIZIN FÜR DICH
200 Seiten · ISBN 978-3-485-02933-9
Auch als E-Book erhältlich

nymphenburger